中医药文化菁华科普

推广丛书

丛书主编：于林勇　李淳　国华

“十四五”国家重点出版物出版规划项目

中国中医科学院

科技创新工程重大攻关项目

U0868052

# 剧有医思

刘金花　白雪莲　柳凯文　编著

中医古籍出版社

Publishing House of Ancient Chinese Medical Books

**图书在版编目（CIP）数据**

剧有医思 / 刘金花，白雪莲，柳凯文编著．-- 北京：中医古籍出版社，2025. 6. --（中医药文化菁华科普推广丛书 / 于林勇，李淳，国华主编）. -- ISBN 978-7-5152-2969-0

Ⅰ．R2-05

中国国家版本馆 CIP 数据核字第 2024MC9684 号

**剧有医思**

刘金花　白雪莲　柳凯文　编著

---

策划编辑　张　欢
责任编辑　吴　頔
特约编辑　宋昱佼
封面设计　LUCKY
插画设计　司小夕
出版发行　中医古籍出版社
社　　址　北京市东城区东直门内南小街 16 号（100700）
电　　话　010-64089446（总编室）010-64002949（发行部）
网　　址　www.zhongyiguji.com.cn
印　　刷　万卷书坊印刷（天津）有限公司
开　　本　787mm×1092mm　1/16
印　　张　11.75
字　　数　110 千字
版　　次　2025 年 6 月第 1 版　2025 年 6 月第 1 次印刷
书　　号　ISBN 978-7-5152-2969-0
定　　价　58.00 元

# 目录 CONTENTS

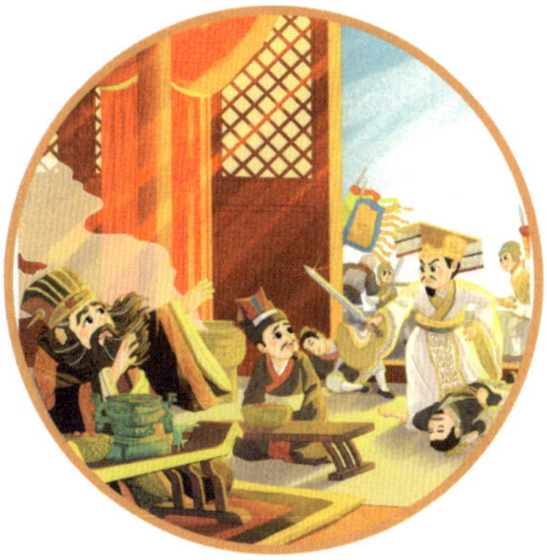

第一章

# 治大国若烹小鲜

## 主要角色

伊　尹：商朝政治家。
　　汤：商朝开国君主。
有莘氏：汤的妻子。
夏　桀：夏朝最后一个君王。
关龙逢：夏桀的下人。

## 次要角色

商朝大臣、奴隶，夏朝诸侯、奴隶，百姓若干。

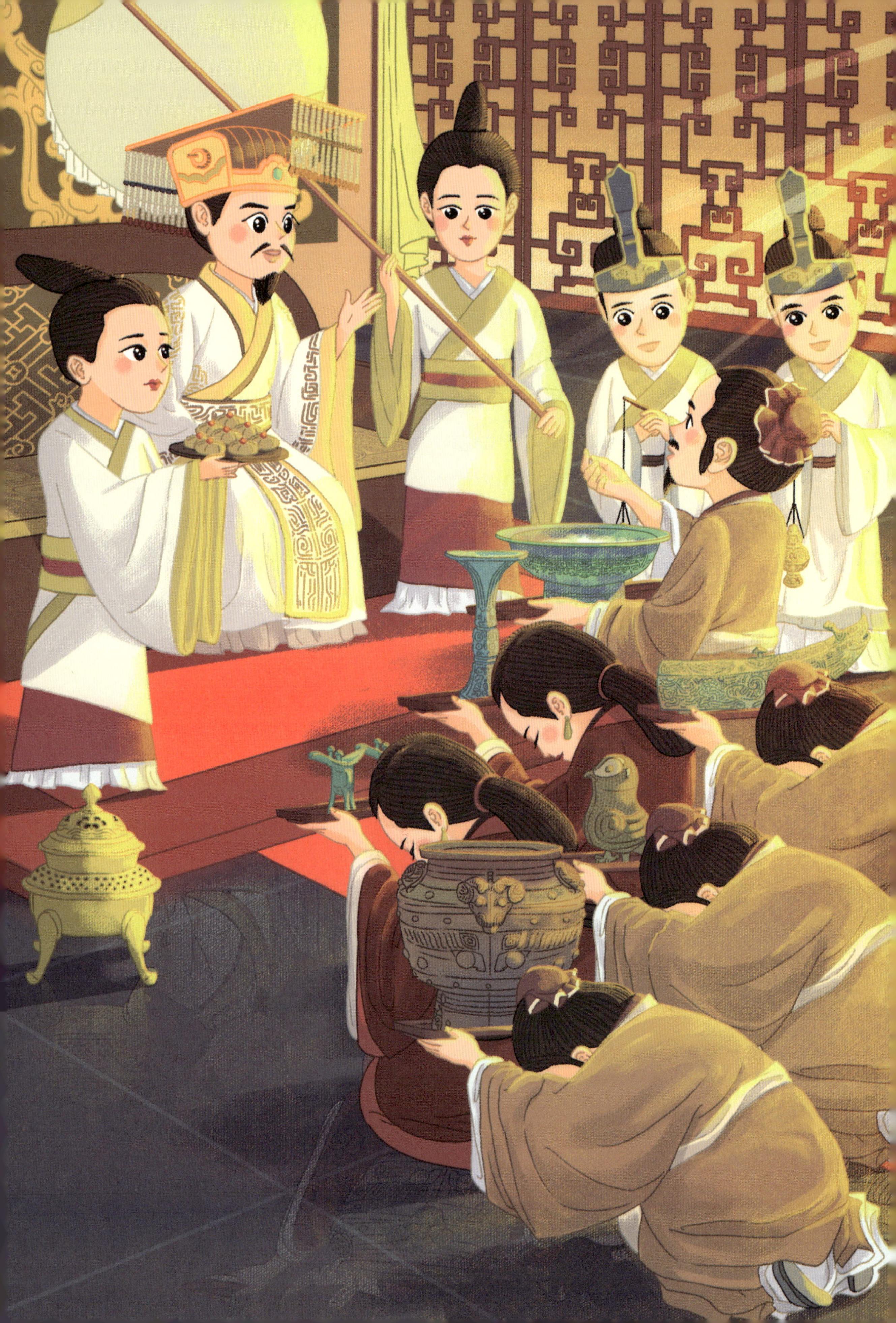

# 第一幕

## 伊尹入商

地点：南亳（今河南商丘）汤的宫殿

**旁白：**夏朝最后一个君王夏桀在位期间，对人民暴虐、荒淫无道，民不聊生。伊尹是当时的一位隐士，看不惯夏桀作恶多端，于是假扮成有莘氏的奴隶，一同进入汤的宫殿。

（结婚现场，汤穿着红袍坐在宝座上，欢喜地迎接自己的新婚妻子有莘氏，大臣们列队站在两侧。有莘氏一行人从宫殿门进入，后面跟着仆人、奴隶们，他们有的抬着被子，有的抬着箱子，还有的背着各种生活工具。伊尹跟在他们后面，身上背着一套厨师的用具。）

**大臣们：**（诸侯们拱手纷纷祝贺汤）恭喜汤王……大喜大喜……

**汤：**（挥手示意众人安静）各位大臣，如今夏朝民不聊生，我怎么能真正地高兴起来呢？我是万万不能忘记百姓对我的恩情的。

**大臣一：**（拱手低头）汤王，据我们了解，各诸侯国早已忍受不了夏桀的暴行了，但是没办法啊！夏桀是君王，是一国之君，谁敢违抗君主的命令？

**大臣二：**（点头赞同）是呀是呀，各诸侯国每年进贡的粮食、牲畜实在是太多了，百姓吃不饱穿不暖，路上常常能看到饿死的尸体啊！

（汤王皱着眉头，苦苦思索。这时结婚队伍里的伊尹站了出来。）

**伊尹：**（跪下拱手低头）汤王，我是来自有莘国的伊尹，是来给您和夫人做饭的奴隶。我认为治国就像做饭，无非是调和五味、以鼎调羹罢了。

**汤：**（瞪大双眼，十分好奇）什么？你一个厨子懂得治国的道理？你解释解释怎么“调和五味”，怎么“以鼎调羹”？

**伊尹：**大王有所不知，食物也是有性格的，酸、甜、苦、辣、咸，哪一味少了会不好吃，多了也会不好吃；寒、热、温、凉，太寒了会闹肚子，太热了会上火。就跟治国是一样的，有的诸侯性格火暴，您就要有耐心；有的诸侯生性软弱，您就要更勇敢。

**汤：**（频频点头）看来我这半辈子吃的饭都白吃了，这饭菜里还有这么大的学问。你接着说。

**伊尹：**大王，众诸侯国生活在一片土地上，这土地就好比一个做饭的鼎，众诸侯就是鼎里的羹。只有积极整顿吏治，洞察民心国情，推动经济繁荣、政治清明，才能得到百姓的拥护，才能让人民生活过得好，这才能体现您的德行。

**汤：**伊尹所言极是，可是夏桀根本听不进去我们的建议，反抗他是要掉脑袋的。

**伊尹：**（激动）大王，一个人的力量定是无法对抗夏桀的。可各诸侯、天下百姓有多少是忍受不了夏桀的暴行的，您知道吗？如果联合他们一起反抗，我们的力量一定可以打败夏桀。

**大臣三：**（拱手）大王，据我了解，现在拥护夏桀的诸侯还是挺多的，我们不能贸然行事啊。

**伊尹：**那我们就先试试，到底有多少人还在拥护夏桀。

**汤、众大臣：**（有些惶恐）怎么试啊，小心被夏桀知道了掉脑袋。

**伊尹：**（摆摆手）不怕，我们派人去各诸侯国诉苦，告诉他们我大商已无余粮上供，与各诸侯国商量是否愿意一起不进贡。

**众大臣：**（纷纷议论）是个好主意。

**旁白：**于是汤派人到附近的几个诸侯国打探口风。葛国的葛伯还在拥护夏桀，坚决不同意汤的建议。

**汤：**（霸气）人用水就可以照见自己的形象，观察人民就能知道君王治理得好不好。

**伊尹：**大王明智啊！能听进别人的话，才有人向您说治国的道理。君王治理国家，应该将百姓当作自己的孩子一样爱护。与人为善的人才能当真正的君王。葛伯继续支持夏桀的暴政，看来跟夏桀是一类人。

**汤：**（面向天，示意跟葛伯说的话）如果你们不能遵从我的命令，我就重重惩罚你们，决不宽赦。

**旁白：**商征伐了葛国，得到了很多诸侯国的拥护。接下来，他们要密谋讨伐夏桀了。

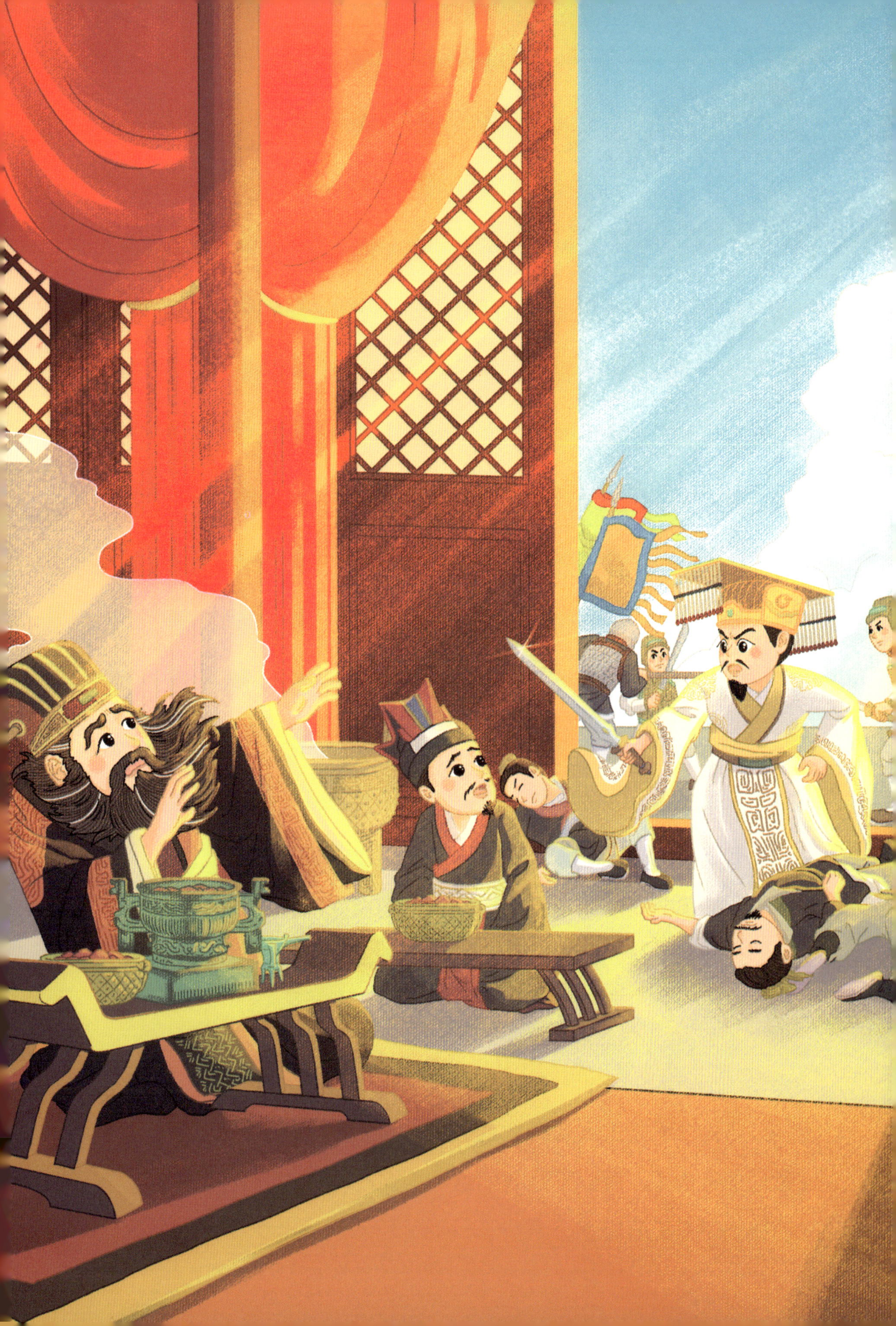

# 第二幕

## 商汤伐夏

地点：夏朝宫殿

**旁白：** 自征伐葛国以来，越来越多的诸侯国开始拥护商，听从汤的领导。大约在公元前 1600 年，商汤正式兴兵伐夏。在战前他隆重举行了誓师活动，诉说夏桀破坏生产、残酷盘剥压迫民众的罪行。他们做好准备，一同来到夏朝帝都，讨伐夏桀。

（汤和众人站在夏朝宫殿门口，宣布誓言。）

**汤：** 今天是上天要讨伐夏桀，他作恶多端，上天已经看不过他的行为了，所以不是我们这些无名小卒要来处死他，是我们接到了上天的旨意。

**百姓们：**（纷纷说）对！就算夏桀是太阳，即使要付出我们的性命也要让他死。

**汤：**好，今天勇敢去杀夏桀的人、有战功的人，一定重赏；如果谁敢退后，我定让他的妻子和孩子也受连累。

（此时，夏桀正在宫殿里躺着看美女们跳舞、听美女们唱歌，手里拿着金银珠宝，嘴里吃着美味佳肴，旁边还有一群下人伺候着他。诸侯们拿着兵器准备冲进宫殿。）

**旁白：**这时，夏桀的手下关龙逢看到宫门外的汤一行人，便赶紧禀报夏桀。

**关龙逢：**（弓腰小跑进宫殿）大王，不好了，商汤带着很多人在宫门外聚众，人人手里拿着兵器，好像要造反。

**夏桀：**（不耐烦）下人就是下人，整天就知道胡思乱想，他们是来给我上供的。

**关龙逢：**（有点害怕，但还是希望能劝阻夏桀）大王，您还是起来看看吧，他们来势汹汹。最近百姓……百姓对您的意见……挺大的。

**夏桀：**（起身，愤怒）什么？你这下人，胡说八道，给我拉出去斩了。

**关龙逢：**（被两个人拉着拖下去）大王，三思啊！

**夏桀：**（对众人说）我就是百姓的太阳，太阳灭亡，我才能灭亡。

（这时，汤已经带领着诸侯们闯进了夏桀的宫殿。）

**汤：**（拿刀指着夏桀）夏桀，你暴虐无道，荒淫无耻，百姓苦不堪言，今天我们就要替天行道！

**旁白：**商汤带领的诸侯们和夏桀的下人们大战了一整天，决心造反的诸侯无一不拼尽全力，而夏桀的下人们，跑的跑，死的死，最终夏桀被汤抓住。

**汤：**（抓着夏桀的衣领）夏桀，你做坏事太多了，应该杀了你。

**夏桀：**（抱着头）求好汉饶命。

**汤：**看在你的祖先建立了夏朝，让百姓居有定所，我们暂且饶你一命，南下流浪吧。

（此后汤称帝。）

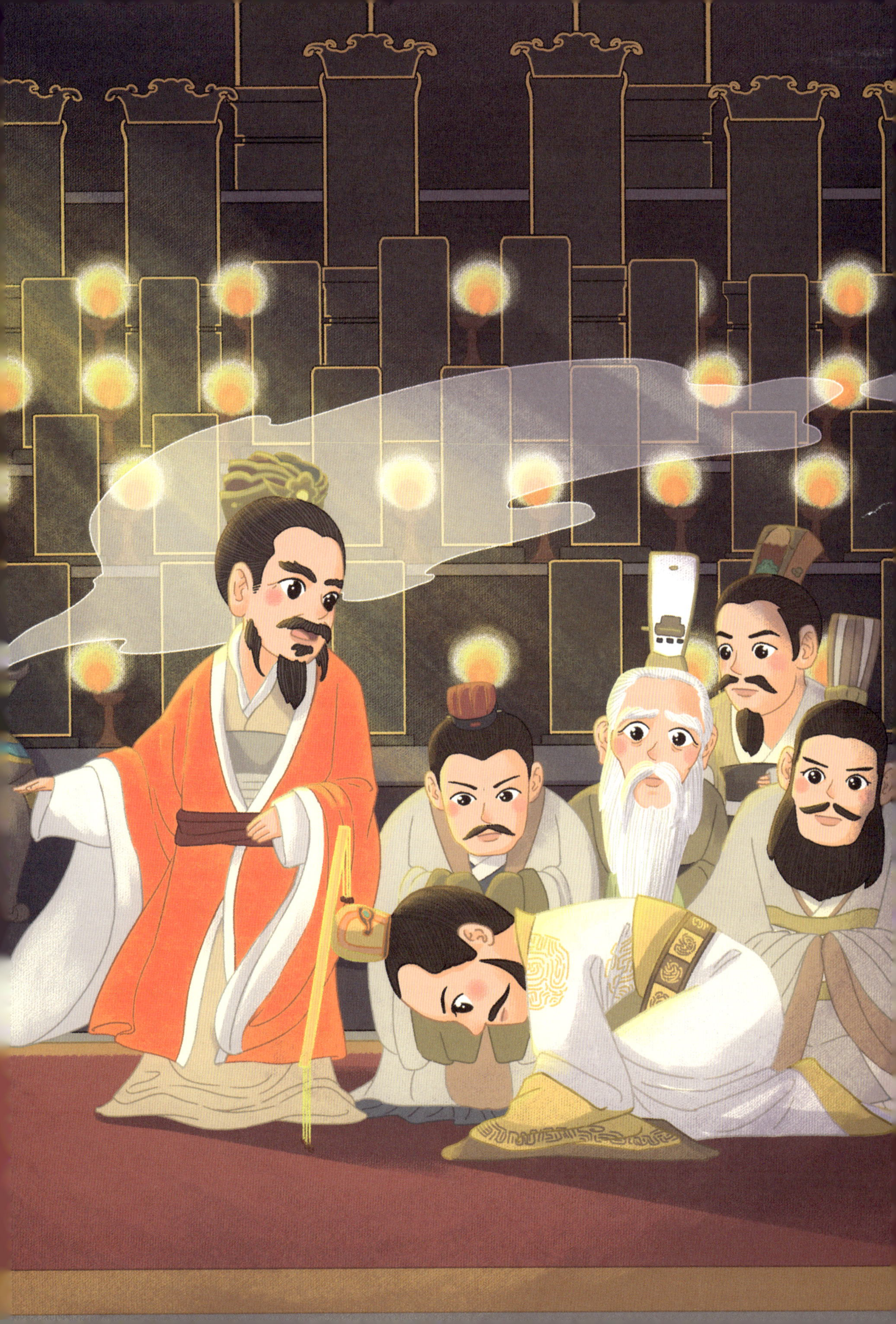

# 第三幕

## 伊尹嘱托“咸有一德”

地点：商朝宫殿

**旁白：**汤建立商朝后，在位十三年便去世了。商朝的继承法是兄死弟及，没有弟弟，就传位给儿子。汤没有弟弟，应由他的长子太丁继位，可是太丁比汤死得还早，因此就由太丁的弟弟外丙继位。外丙在位三年也去世了，之后由他的弟弟仲壬继位。仲壬在位四年也去世了。这时由开国元老伊尹作主，由太丁之子太甲继承王位。

（在太甲的就任仪式上，伊尹祭祀先王。他侍奉太甲拜见祖先的神位时，在诸侯百官的见证下，阐明先王成汤的伟大德行，以此训导太甲。他勉励太甲要以夏桀失天下为戒，发扬成汤宣明德威，实行德政。）

**伊尹：**（面向太甲）啊！古时夏朝的贤君大禹，努力修养德行，因此天下无灾。山川鬼神安宁和谐，鸟兽鱼鳖皆顺其本性繁衍生息。但到了他的子孙——夏桀，不遵循先祖之道，上天降下灾祸，借我商王（成汤）之手取而代之。成汤从鸣条起兵伐桀，而我们的基业则自亳地兴起。我商王成汤，彰显圣明武德，以宽仁取代暴政，万民诚心归附。如今大王（太甲）您继承先祖之德，关键在于初始的勤勉——树立仁爱当从亲近之人开始，树立敬慎当从尊长做起，由家族邦国推及天下四海。

啊！先王成汤建立人伦纲纪，听从谏言而不抵触，顺应民心而治。居上位者能明察是非，为臣下者能尽忠职守，待人不求全责备，约束自身唯恐不够严格，因此才得以统领万邦，这是何等艰难啊！先王广求贤哲之士，让他们辅佐后世子孙，制定官吏刑律，约束在位的臣子。律令中说："若有人沉迷宫廷歌舞、纵酒欢歌，此称巫风；若有人贪恋财货美色、沉溺游乐田猎，此称淫风；若有人轻慢圣贤之言、拒纳忠直之谏、疏远德高长者、亲近顽劣小人，此称乱风。此三种歪风：巫风、淫风、乱风，共包含十种罪过，卿士大夫若沾染其一，其家必败；诸侯国君若沾染其一，其国必亡。臣子若不能匡正君主，将受墨刑。此训诫须教导给年轻士人。"

啊！继位的君王啊，您当敬畏自身言行，切记于心！先王的圣训宏大深远，嘉言明德昭然于世。上天之命无常，行善则赐予百福，作恶则降下百殃。您若行德政，哪怕再微小，天下万邦也将欢庆；您若失德，哪怕再细微，也足以令宗庙倾覆！

**太甲：**（跪拜在祖先牌位前）我定遵守汤王留下的规矩，继承大商美德，不辜负百姓期望。

**旁白：**又三年过去了，太甲开始忘乎所以，认为一切应当由他说了算，不能被那个奴隶出身的宰相伊尹来管着了，否则枉为一国之君。他恣意妄为，不听伊尹的规劝，破坏了祖宗留下来的法律制度。他居然学夏桀以暴虐的手段对付老百姓，百姓们怨声载道。

**伊尹：**（带领所有诸侯大臣，站在太甲面前）太甲，你的祖先替天行道，打败暴君建立这伟大的商朝，你却开始向暴君夏桀学习，肆意妄为。我多次劝阻你，你都不耐烦，甚至想罢免我。

**太甲：**（满脸不屑）你一个奴隶，出身卑贱，也就是多活了几年，还想这样来教育我，你太不自量力了。

**众大臣：**大王，伊尹跟着汤祖打下了天下，才有的你我啊，您怎么能这样忘本！

（众大臣表示很无奈，纷纷摇头。）

**伊尹：**太甲，既然这样，就别怪我不客气了。（转头与众人商量）我做主，放逐太甲，直到他改邪归正，大臣们同意吗？

（众大臣相互眼神交流后，纷纷点头表示同意。）

**旁白：**太甲被放逐到了桐宫，祖父汤的坟墓与他朝夕相伴。三年过去了。伊尹时刻关注着太甲在桐宫的所作所为。太甲的悔过自新，让伊尹十分高兴，于是伊尹亲自带着文武大臣把太甲接回都城，严肃而郑重地把政权交还给他。

**伊尹：**唯有恒常修养德行，才能保住君位；若德行无常，天下必将倾覆。今天，太甲已经有能力治理国家了，我想，我该退下了。（太甲复位）

（最后，伊尹默默离开。）

## 重要人物介绍

伊尹，夏末商初人。《列子·天瑞》称："伊尹生乎空桑（今河南省洛阳市伊川）"《水经注疏·郦道元·卷十五·伊水篇》：昔有莘氏女，采桑于伊川，得婴儿于空桑中，言其母孕于伊水之滨，梦神告之曰，臼水出而东走。母明视而见臼水出焉，告其邻居而走，顾望其邑，咸为水矣。其母化为空桑，子在其中矣。撤女取而献之，命养于庖，长而有贤德，殷以为尹，曰伊尹也。

《墨子·尚贤》称："伊尹为有莘氏女师仆。"在甲骨文中有"大乙（即商汤）和伊尹并祀"的记载。可以说，伊尹是中国第一个见之于甲骨文记载的教师。伊尹出生后，被有莘国庖人收养，耕于莘野，乐尧舜之道，因后被商汤封官为尹（相当于宰相），故以伊尹之名传世。

伊尹的父亲是个既能屠宰又善烹调的家用奴隶厨师，母亲是居于伊水（今洛阳栾川）之上采桑养蚕的奴隶。他母亲生他之前梦感神人告知："臼出水而东走，毋顾。"第二天，她果然发现臼内水如泉涌。这个善良的采桑女赶紧通知四邻向东逃奔二十里，回头看时，那里的村落已成为一片汪洋。因为她违背了神人的告诫，所以身子化为空桑。巧遇有莘氏采桑女发现空桑中有一婴儿，便带回献给有莘王，有莘王便命家用奴隶厨师抚养他。这一神话传说曲折地反映了伊尹是依水而生的，故命名为伊，而他的母亲就是那个采桑的女奴。

伊尹自幼聪明颖慧，勤学上进，虽耕于有莘国之野，但却乐尧舜之道；既掌握了烹调技术，又深懂治国之道；既做奴隶主贵族的厨师，又做贵族子弟的"师仆"。由于他研究三皇五帝和大禹王等英明君王的施政之道而远近闻名，以至于使求贤若渴的商汤王三番五次以玉、帛、马、皮为礼前往有莘国去聘请他。在今嵩县空桑涧西南，有个平几如几的小山，就是世传商汤聘请伊尹的三聘台，而在城南沙沟龙头村的"元圣祠"右厢房则专修有三聘台，以供后人凭吊。由于有莘王并不答应商汤聘任伊尹，商汤只好娶有莘王的女儿为妃。于是，伊尹便以陪嫁奴隶的身份来到汤王身边。

《孟子》说：“汤之于伊尹，学焉而后臣之，故不劳而王。”可见伊尹又是中国第一个帝王之师。伊尹教给商汤一些什么知识呢？《孟子·万章》说伊尹“以尧舜之道要汤”“而说之以伐夏救民”，即教汤效法尧舜的以德治天下，为救民而伐夏的方略。

伊尹首先返回伊洛流域，和夏桀遗弃于洛河流域的元妃妹喜相交，通过妹喜了解到夏桀内部的许多重要情报。为了测试九夷之师对夏桀的态度，伊尹劝说商汤，决定停止对夏的贡纳。结果夏桀大怒，“起九夷之师”攻汤。伊尹看到九夷之师还听夏桀的指挥，就献计商汤暂时恢复对夏的贡纳，同时积极准备攻夏。

大约在公元前1601年，伊尹决定再次停止对夏的贡纳，夏桀虽再次起兵，但“九夷之师不起”，在政治和军事上完全陷入孤立无援的困境。伊尹看到灭夏的时机已经成熟，便协助商汤立即下令伐夏。夏桀战败南逃，汤在灭掉夏的三个属国后，挥师西进，很快攻占了夏的心腹地区——伊洛流域的斟鄩。斟鄩在洛阳附近的伊洛平原，今偃师二里头村与四角楼村、圪挡头村之间。此战是伊尹教给商汤的伐夏战略，不久夏朝灭亡。

商朝建立后，商汤便封伊挚为尹。《史记·殷本纪》皇甫谧注云：“尹，正也，谓汤使之正天下。”“正天下”就是要以身作则，做天下楷模，师范天下。《尚书·君奭》引周公语说“伊尹格于皇天”，是代天言事的，他的话就等于天意，所以，可以说伊尹是太上教师。他曾说：“天之生此民也，使先知觉后知，使先觉觉后觉也。”并自称：“予天民之先觉者也，予将以斯道觉斯民也，非予觉之而谁也。”（《孟子·万章》）伊尹以先知先觉自居，把自己的话视为最高教义用以教育人民，大有舍我其谁的派头，可见伊尹是全国拥有最高师权的人物。

商汤死后，伊尹历经外丙、仲壬，又做了汤王长孙太甲的师保。传说，太甲不遵守商汤的大政方针，为了教育太甲，伊尹将太甲安置在特定的教育环境中——成汤墓葬之地桐宫，他与诸大臣代为执政，史称共和执政，并著《伊训》《肆命》《徂后》等训词，讲述如何为政，什么事可以做，什么事不可以做，以及如何继承成汤的法度等问题。在伊尹创设的特定教育环境中，太甲守桐宫三年，追思成汤的功业，深刻反省，“处仁迁义”，学习伊尹的训词，逐渐认识了自己的过错，悔过反善。当太甲有了改恶从善的表现后，伊尹便适时亲自到桐宫迎接他，并将王权交给他，而他自己仍继续当太甲的辅佐。在伊尹的耐心教育下，太甲复位后“勤政修德”，继承成汤之政，果然有了良好的表现。商朝的政治又出现了清明的局面。《史记》称：“诸侯咸归殷，百姓以宁。”于是伊尹又作《太甲》三篇、《咸有一德》一篇褒扬太甲。太甲终成有为之君，被其后代尊称为“太宗”。

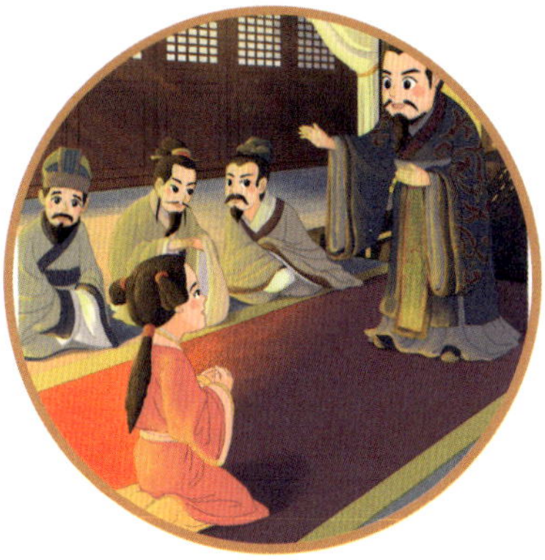

第二章

# 望诊与脉诊的祖师

## 主要角色

淳 于 意：太仓公，齐国负责管理都城粮仓的长官，医术高超。

公乘阳庆：淳于意的师傅，精通医术。

缇　　萦：淳于意的小女儿。

齐　　王：齐国最高统治者。

公 孙 光：菑川唐里人，善用古方。

## 次要角色

大臣们，齐王二儿子，管家，郎中令，太医。

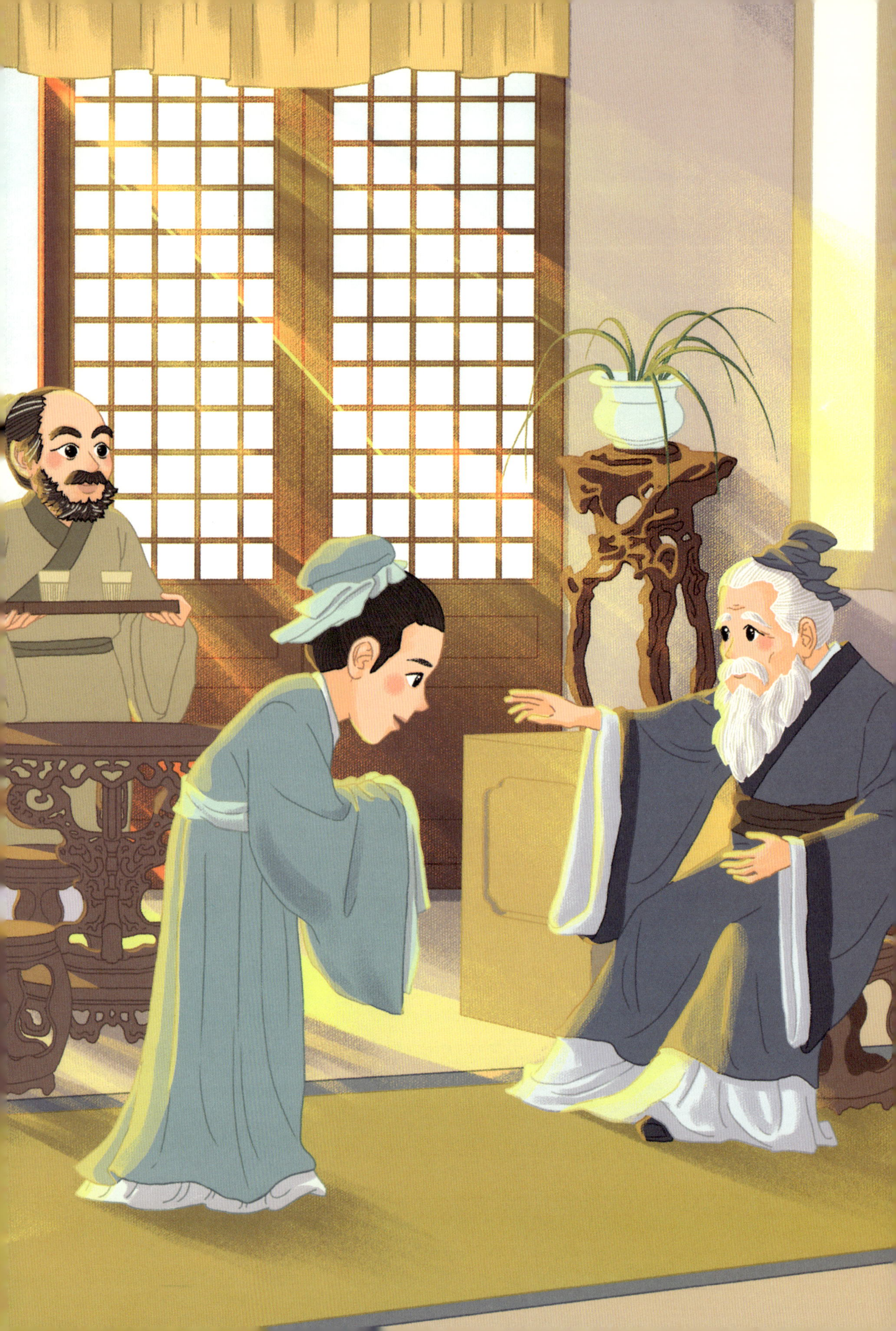

# 第一幕

## 继承绝学

地点：公孙光家中

**旁白：** 淳于意是齐国负责管理都城粮仓的长官，平日里非常喜欢研究医术，曾经试着用医术方剂给人治病，可是很多时候都没有效验，听说菑川唐里的公孙光善于使用古代流传下来的医方，于是前去拜谒他。

**淳于意：**（敲门）请问此处可是公孙光先生府上？

**管家：**（开门，上下打量淳于意）正是，请问先生尊姓大名，找公孙先生有何贵干？

**淳于意：**（行拱手礼）在下复姓淳于，名意，临淄人士，齐国太仓长，平日爱好钻研医术，然而天资愚钝，曾尝试为他人诊病用药，未见效验。听闻公孙光先生精通古方，特来拜访先生，希望先生能够指点一二，在下不胜感激。

**管家：**（回礼）原来是淳于大人，久仰大名，快请进。

（管家将淳于意引至客厅，招呼淳于意坐下，并斟茶。）

**管家：**大人少歇，公孙先生马上就到。

（公孙光上场。）

**公孙光：**得淳于大人光临，寒舍真是蓬荜生辉啊。

**淳于意：**公孙先生客气了，早就听闻公孙先生精通古方，特来求教，望公孙先生不吝赐教。

**公孙光：**没有想到淳于大人对于医学竟有如此热情，既然大人远道而来，老朽岂有不教之理呢！只是这古方的学习，一方面需要记忆理解，另一方面需要在应用中进行巩固。不知大人是否愿意放下手中公务，跟随老朽学习呢？

**淳于意：**公孙先生，在下既然前来，便做好了相应的准备，我愿意拜您为师跟您学习，直到掌握您的所有医方。

**公孙光：**好！

**旁白：**此后，淳于意一心跟随公孙光学习。几年后，他掌握了公孙光的所有医方，公孙光认为已无物可教，遂建议淳于意转拜公乘阳庆为师。

地点：公乘阳庆家中

**旁白：**辞别公孙光后，淳于意返回临淄，经多方打听，终于找到了公乘阳庆的住所，拜访了公乘阳庆，并提及自己希望拜师学医的事情。

**公乘阳庆：**淳于大人想向老朽学习医术，此事无甚不可，只是老朽有一条件。

**淳于意：**先生请讲。

**公乘阳庆：**大人应彻底摒弃过去所学的方书，那些并不正确。我有古代先贤传承的黄帝、扁鹊所著的脉学典籍，书中讲述通过五色诊病，判断生死、决断疑难、确定可治之症，还有药论医书，内容极为精妙。我家境富足，心中敬重你，愿将全部秘传医书倾囊相授。

**淳于意：**这实乃大幸，我从未敢奢望！（离开座席，对公乘阳庆拜了两次）

**公乘阳庆：**（转身进屋，没过多久，便拿出多本医书，放在淳于意面前）此为《脉书上下经》《五色诊》《奇咳术》《揆度》《阴阳外变》《药论》《石神》《接阴阳》等医学秘书，大人若加以深入学习、理解和体验，假以时日，医术便能够达到十分高超的境界。

**淳于意：**多谢先生！

**旁白：**此后，淳于意专心学习医术，三年之后，给人治病，判断生死，多能应验，世人皆称其为“神医”。

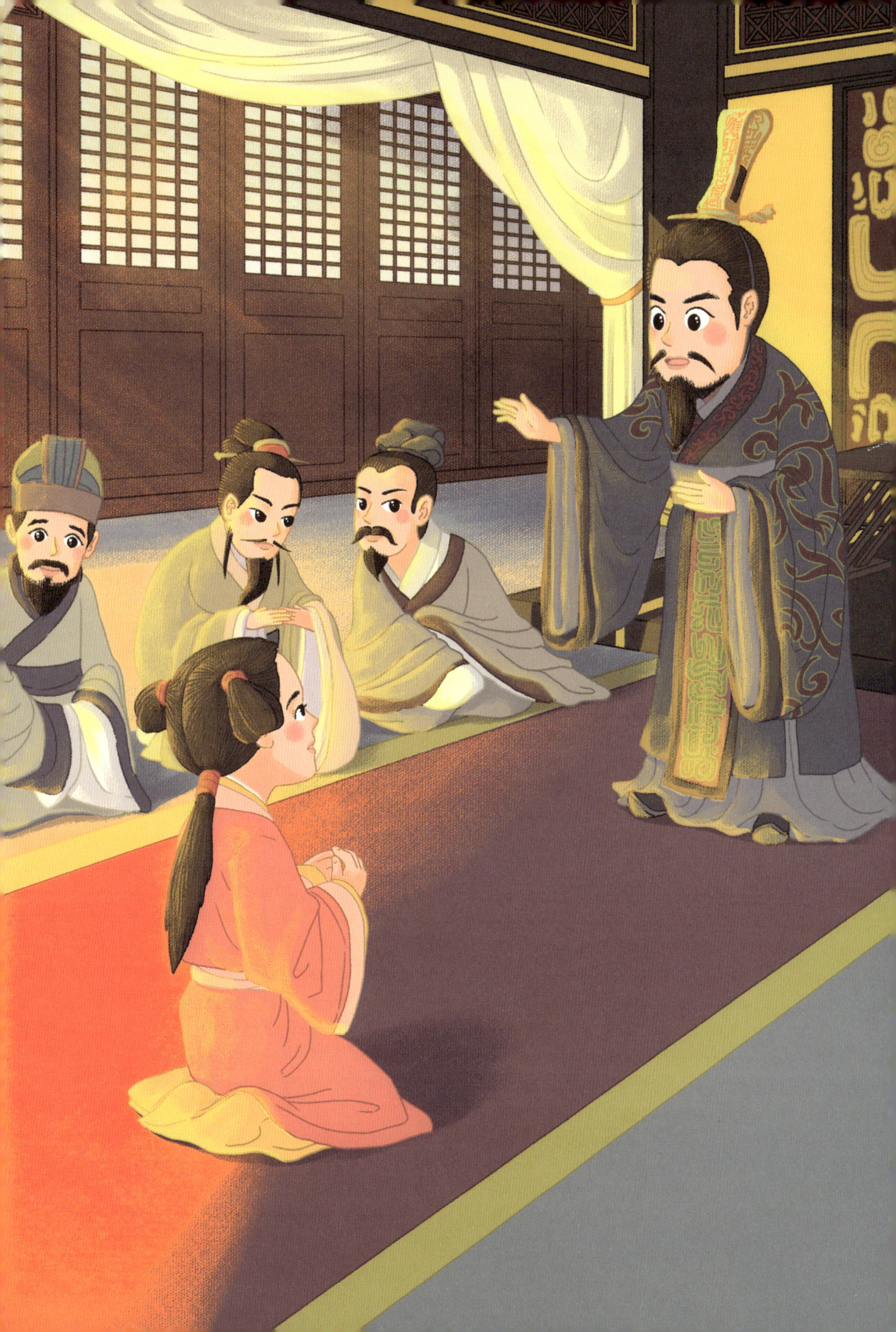

## 第二幕

# 缇萦救父

地点：淳于意家中

**旁白：**汉文帝四年（公元前 176 年），有人上书朝廷诬陷淳于意，根据其罪行，应当用驿车将他向西押解到京城长安，士兵们受命押送淳于意出发，淳于意的五个女儿都跟在父亲身后哭泣。

**淳于意：**（十分恼怒）危急时刻就知道哭，哭有什么用？不想想办法解决危机，这个家就完蛋了！（头也不回地离开）

**缇萦：**（内心独白）父亲平时为人处事廉洁公正，怎会犯下如此严重的罪行，必是受小人陷害！父亲是家中的顶梁柱，这个家若没了父亲迟早要分崩离析。不管付出什么代价，我一定要保全父亲！

（缇萦快步跟上了押解淳于意的队伍。）

**旁白：**缇萦一路西行到达了长安，并且在路上拟好了上奏齐王的文书。

（到达国都长安后，缇萦第一时间进宫面见齐王。）

地点：齐国王宫

**缇萦：**（行跪拜礼）民女参见大王。

**齐王：**你是何人？因何事求见本王？

**缇萦：**民女名为缇萦，家父淳于意为朝廷命官，平素正直，行事刚正不阿，齐国人都称赞他廉洁公正，但如今却遭人诬陷入狱，现已押解至长安受审。若家父受刑致残，那么他即使是想要改过自新，也将无路可走。因此，民女希望大王开恩，赦免家父。民女愿意进入官府做奴婢，以此来为父亲赎罪，使他能够获得改过自新的机会。

**齐王：**（环顾臣下）众爱卿有何看法？

**大臣一：**臣与淳于意相识多年，以臣对他的了解，他确不是知法犯法之人，应是受人陷害，大王可下令赦免。

**大臣二：**臣认为缇萦所说有几分道理，肉刑过于残酷，自施行以来，人民积怨已久，臣建议大王将肉刑废除。

**大臣三：**人民是一个国家的根基，得民心者得天下，淳于意受到人民的拥护和爱戴，大王如果赦免淳于意，废除肉刑，不仅能向百姓显示您的公正，更是民心所望。如此一来，齐国人民都会称赞大王的英明睿智。

**齐王：**好，就依各位爱卿的建议。

**旁白：**于是齐王将淳于意赦免，并在这一年废除了肉刑。

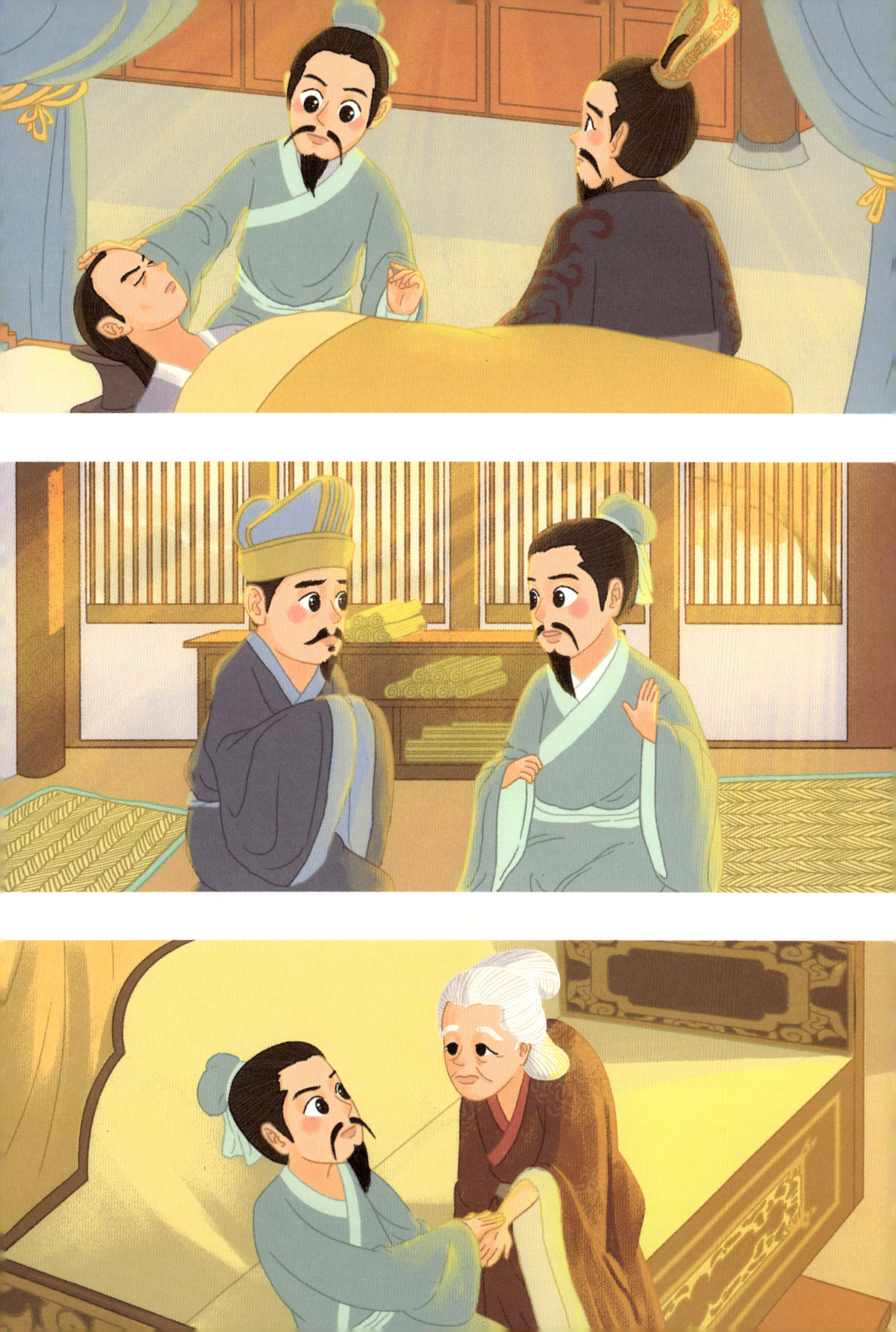

# 第三幕

## 妙手回春

地点：齐国王宫

**旁白：**淳于意随公乘阳庆学成后，在齐国行医，因医术高超，声名鹊起。一天，齐王二儿子所生的最小的孩子得了病，召淳于意前往王宫进行诊治。

**淳于意：**（对孩子进行望诊和脉诊）孩子全身发热，脉象亢盛，主要病因在心，属于阳气过盛，心包经功能受阻，故出现烦躁胸闷、胃脘堵闷，此乃络脉病变所致。若络脉病变加剧，可致血逆上行，血逆者危殆。此病实由内心悲伤过度引发。

**齐王二儿子：**那先生，我的孩子得的是什么病啊？应该如何进行治疗呢？

**淳于意：**孩子得的是气膈病。这种病会令人烦闷，吃不下东西，还经常呕出胃液。方才我也说过，其病因是心情抑郁，经常厌食。当使用下气汤让孩子服用，一般服药一天之后，膈气便可下消，两天后就可以吃东西，三天以后就痊愈了。

**齐王二儿子：**多谢先生！一定按先生所说的做！

**旁白：**三天后，孩子果然如淳于意所说的那样痊愈了。

地点：齐国郎中令家中

**旁白：**齐国有位郎中令得了病，很多医生都认为他的病是由于逆气进入胸腹而引起的，于是用针刺法治疗，均不见效，最终找到了淳于意。

**郎中令：**（痛苦状）我不能大小便已经整整三天了，实在是憋得难受，您可得好好给我看看啊。

**淳于意：**您右手寸口脉气急促，脉象没有体现出正常气机的运行，且右寸口脉洪大而数。右脉数表示中下焦郁热，热向上涌。所以判定为“涌疝”病。因内热炽盛，故小便赤黄。

**郎中令：**那严重吗？淳于先生，能治好吗？

**淳于意：**您大可放心，您的症状服用火齐汤即可治愈，只喝下一剂，您就能够大小便了；喝两剂，您的大小便就会变得十分畅通；喝下第三剂，您的病就完全好了。

**郎中令：**真的这么神奇吗？

**淳于意：**大医至简，但循自然之理，并无神奇可言。

**旁白：**三天后，郎中令的病痊愈了。

地点：太后寝宫

**旁白：**一日，齐国太后患病，召淳于意进宫诊病。

**淳于意：**太后的病是风热侵入膀胱，大小便很困难，尿液呈黄赤色。这种病的病因是汗出时脱衣受风，汗液未干而腠理开泄，风邪乘虚侵入。

**太医：**您是如何得出结论的呢？

**淳于意：**我之所以知道太后的病情，是因为当我为她切脉时，发现寸口的太阴脉，脉象濡且夹带风邪之气。脉象理论说"用力切脉时脉象又沉又大又有力，轻轻切脉时脉象大而紧张，这是肾脏有病的征兆"。但是我在切肾脉的时候，情况刚好相反，脉象粗大而躁动。粗大的脉象说明膀胱有病，躁动的脉象则说明中焦有热邪，所以尿色黄赤。

**太医：**那您看该如何治疗呢？

**淳于意：**服用火齐汤，两剂即可痊愈。

**旁白：**后来太后按淳于意的医嘱服药，两剂而愈，太医啧啧称奇。

**重要人物介绍**

淳于意从小就爱好医学，他拜菑川人公孙光为师，向他学习医术。公孙光见他十分好学，见解高明，夸奖他日后能成为国医。公孙光把自己的医术和收藏的药方全部传授给淳于意，又推荐他给临淄名医公乘阳庆做徒弟。当时，阳庆已经八十多岁了，他家里很富有，虽然医术高明，但很少看病，也不收徒弟。淳于意聪明好学，殷勤懂事，对老师侍奉得很周到，阳庆就把黄帝和扁鹊的脉学典籍以及医药理论全部教给了淳于意。第一年，他对老师传授给他的《脉书·上经》《脉书·下经》五色面诊、听诊术、揆度阴阳术等进行了系统的研究，并在实践中反复琢磨，不断得出自己的见解。到了第二年，淳于意开始试着给人看病，虽然有了效果，但效果还不令人满意。到了第三年，淳于意开始独立为人治病、判断病人的愈后效果，疗效达到了灵验的程度。他终于学成出徒了。

淳于意医术精湛，决断病人生死多有应验，医治病人能达到起死回生的效果，人们都称他为“神医”。一些地方官吏甚至朝廷官员都想把他留在身边专门为官府服务。当时，赵王、胶西王都来请他，他不肯依附权贵，采取迁移户籍和到全国各地行医的方法来推托。因此，他得罪了一些权贵。汉文帝十三年（公元前167年），有人向皇帝告状，淳于意被判为肉刑，押解到都城长安。淳于意的小女儿缇萦毅然跟随父亲去了长安，面见汉文帝，替父亲申冤。汉文帝下诏免除了淳于意的刑罪，还废除了肉刑。缇萦救父的故事成为历史上的一段佳话。从此淳于意彻底脱离了官场，一心一意为民行医，救死扶伤。

淳于意活了七十多岁，大约于公元前140年离开了人世。他死后，被安葬在南依群山、东临时水、风景优美的村庄（今山东泰安岱岳区满庄镇中淳于村）。

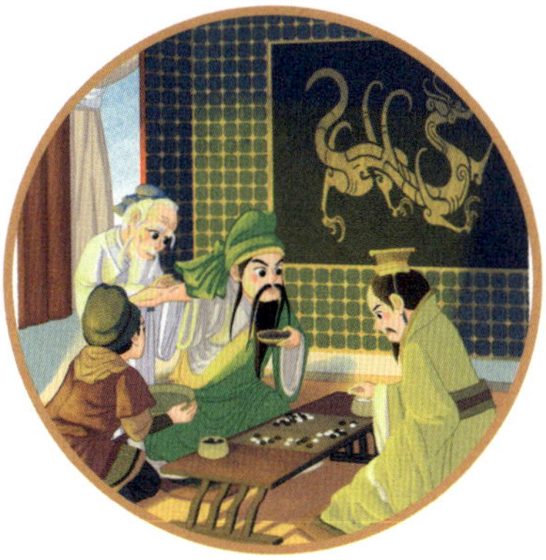

第三章

# 外科圣手

主要角色

华佗：东汉末年医学家。
关羽：东汉末年名将。
曹操：东汉权臣兼曹魏奠基者。

次要角色

马良，狱吏1名，将士2名，老乡2名，曹操的下人若干。

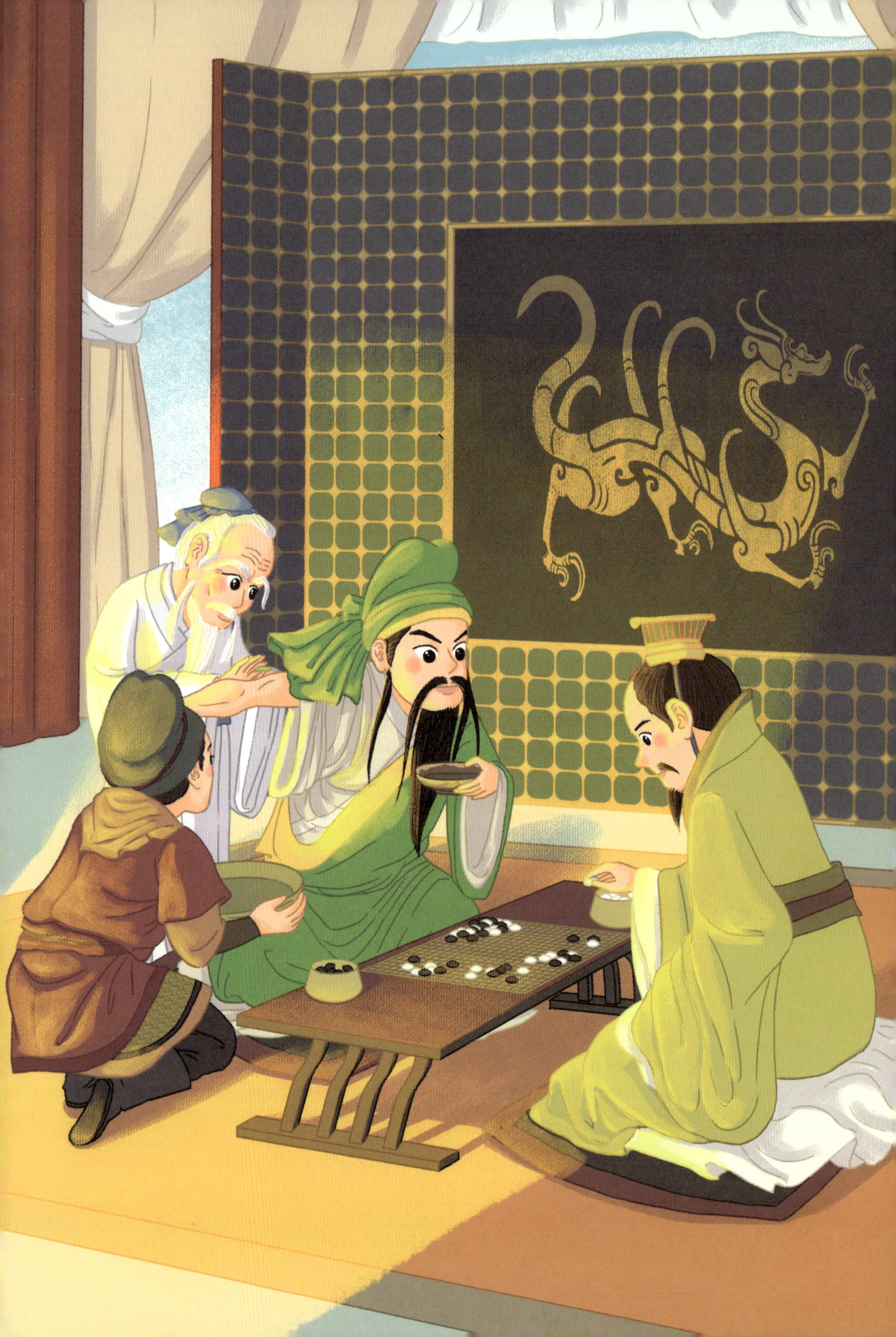

## 第一幕

# 刮骨疗毒

地点：关羽镇守荆州时的虎帐中

**旁白：** 三国时期，关羽带着部队在荆州攻打曹操的部队。在战争中，关羽中了敌军的毒箭。众将请关羽回帐中休息，但关羽怕自己回去会乱了军心，依然坚守在战场上。

（在战场上，兵荒马乱，乱箭四射。）

**将士：**（拱手）将军，快躲开。

**关羽：**（关羽不小心中箭，左手按在右手臂上）没事，不觉得疼，不用担心我。你们没事吧？

**将士：** 将军，这是敌军的毒箭。

**关羽：**（有点不耐烦）我说了没事，继续战斗。

**将士：**将军，您还是回帐中休息一下吧。这箭毒性太大了，让军医处理一下，不然这胳膊以后就没法用啦。

**关羽：**别说了，我没事。

**将士：**唉。

**关羽：**如果我走了，军心就乱了，我再坚持坚持。

**旁白：**就这样，关羽坚持打完了一场又一场的战斗。但是他胳膊上的伤口由于没有得到及时的处理，留下了病根。每逢阴雨天，他的胳膊就疼得举不起来。将士中有人听说沛国有神医华佗善治外伤，便去请他来给关羽治病。

（将士到处打听华佗的住处，寻找华佗来给关羽治病。）

**将士：**老乡，你知道华佗在哪吗？

**老乡一：**你是说沛国那个华佗？他天天不着家，到处看病呢。

**将士：**您知道他现在在哪家吗？

**老乡一：**这谁知道啊，他游走四方。

**老乡二：**听说，最近曹丞相也想找华佗看病呢，他是不是在曹丞相那里？

**将士：**（心想华佗在曹操那里，那我们肯定找不到他啊）

老乡，告诉我华佗家在哪，我去他家里等他。

（老乡们想了想，给将士指了一个方向。）

**旁白：**皇天不负有心人，正巧，将士去的时候，华佗就在自己家中。

**将士：**（单膝跪地，拱手）神医，听说您有高超的医术，求您去给我家将军看看伤口吧。

**华佗：**你家将军是谁啊？

**将士：**我家将军是关羽。

**华佗：**那个身长九尺，髯长二尺，面若重枣，唇若涂脂，丹凤眼，卧蚕眉，相貌堂堂，威风凛凛的关羽？

**将士：**正是。

**华佗：**说说吧，他怎么了？

**将士：**先生，我家将军半年前在战场上中了敌军毒箭，右上臂伤口糜烂，现在已经快拿不动兵器了。

**华佗：**听起来挺严重的，快快，我随你去看看。

**旁白：**于是，华佗整理了一些医用工具，就匆匆地跟着将士去了荆州，给关羽疗毒。

（华佗背着医药箱跟着将士走进关羽的虎帐，关羽正在帐中与将领马良下棋。）

**关羽：**先生来了。

**华佗：**（拱手）将军，我来看看您的伤。

（华佗解开关羽的衣服，查看关羽的伤势。）

**华佗：**将军，虽然伤口现在已经自己愈合，但是您中的是毒箭，如果不治疗的话，这个胳膊就废了。

**关羽：**要怎么治？

**华佗：**将军，治疗需要把伤口重新用刀割开，刮出里面的坏肉，涂上药，再用线缝上。不过，今天不能治。

**关羽：**（疑问，有点生气）为什么不能治，说来听听。

**华佗：**先生，这个过程太疼了，我今天没有拿麻沸散，怕您受不住啊。

**关羽：**我不怕疼。不过，先生远道而来，先请先生用酒菜，我们吃过饭再治疗。

**旁白：**关羽请华佗和身边的将领们用餐。关羽喝了酒，又开始与马良下棋，正兴致勃勃的时候，关羽伸出了右臂。

**关羽：**现在就请动手，我照样下棋吃喝，请先生不要见怪。

**华佗：**好，好啊将军。

（华佗取出一把尖刀，并请人在关羽的右臂下放一个盆。华佗检查好伤口，看准位置，下刀割开皮肉，用刀子在关羽右臂的骨头上来回刮着。）

**旁白：**华佗仔细检查关羽右臂已愈合的伤口，然后用尖刀切开伤口处皮肉至见骨，刮除骨中毒物。流出的毒血几乎装满了整个盆。将士们见到这般情景都颜面失色，关羽却边下棋、边喝酒，面不改色。关羽的大将风度，令华佗和众位将领赞叹不已。过了两个时辰，华佗给关羽包扎好伤口。

**华佗：**将军，伤口已经医治好了。

**关羽：**（边笑边起身）哈哈哈哈哈哈。一边下棋一边刮骨，一点也不疼。先生手艺真好，神医啊！

**华佗：**我行医一生，从未见过将军这样的人，将军真是天神啊。

**关羽：**拿黄金白银来，感谢神医。

（官兵拿来黄金白银。）

**关羽：**这些金银不成敬意，还请先生笑纳。

**华佗：**我听闻将军高义，是位大英雄，特来医治，不求回报。

**旁白：**华佗坚持不接受黄金白银，关羽便起身恭送华佗。

**关羽：**先生慢走。

**旁白：**将士们在帐中收拾东西的时候，发现关羽接受医治时坐的椅子有碎裂的痕迹。原来关羽虽面不改色，但刻骨的疼痛还是让他把椅子坐出了裂痕，可见关羽的稳重和隐忍。

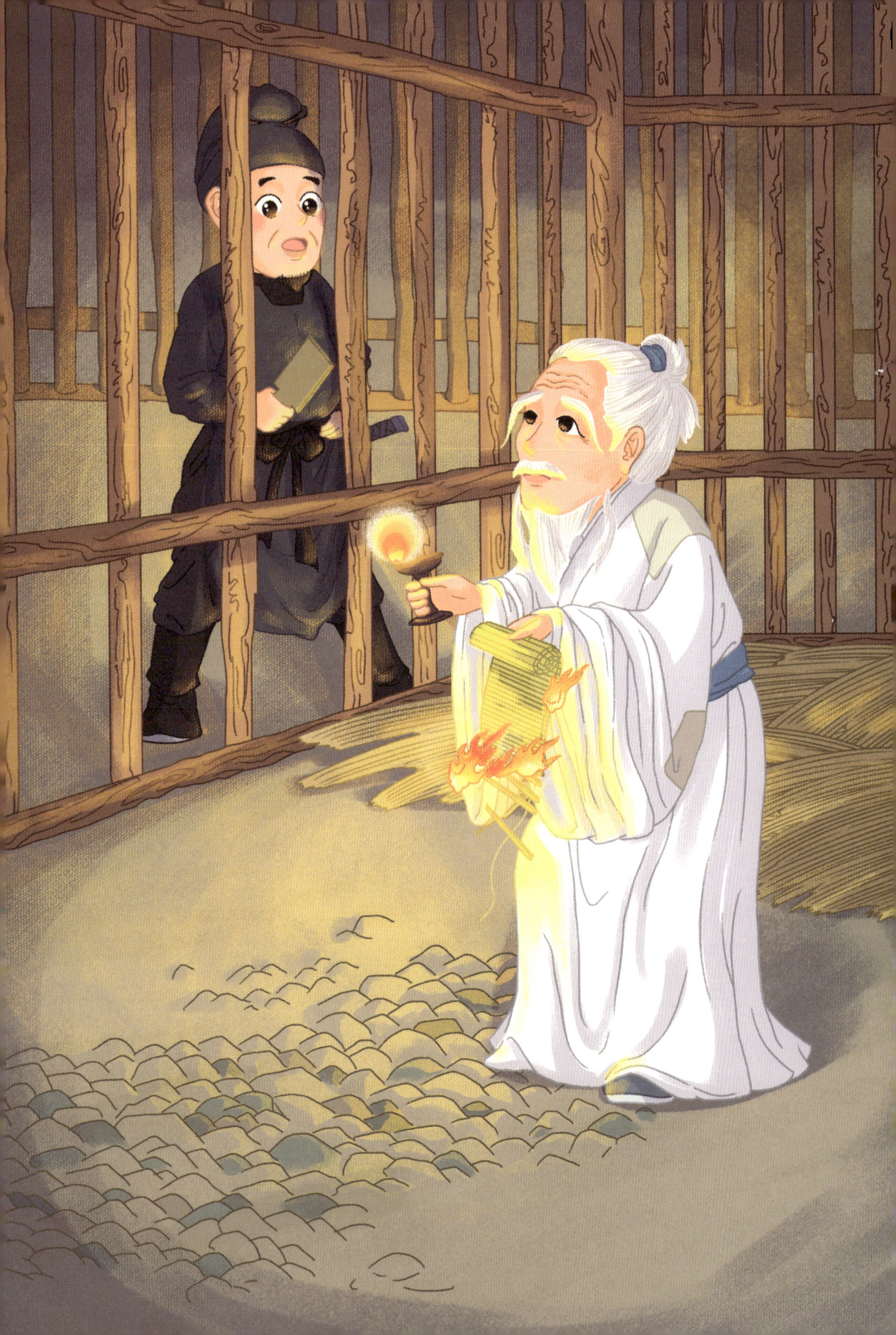

## 第二幕

# 华佗之死

地点：沛国曹操的军营中

**旁白：** 曹操一直有头风病，经常头疼，请华佗前来医治。华佗告诉曹操头风病短时间内是无法根治的，只能做到长期调养，减缓痛苦。所以，曹操把华佗养在自己的军营中为自己看病。

**华佗：** 大人，我什么时候能回家？

**曹操：** 你不治好我的病，就不能回家。

**华佗：** 大人，不是我想回家，是因为我的妻子在家中生病了，无人能治，我得回去看看啊。没有办法，希望大人能放假几天。

**旁白：**曹操珍惜华佗这样的人才，所以同情华佗的思妻之痛，让他回家陪妻子三天。但是到了规定的时间，华佗没有回来，曹操开始起疑心了。

**曹操：**华佗回家已有五日之久，怎么还没回来？

**下人：**不知华佗妻子的病怎么样了，我们派人去看看吧。

**曹操：**可以，你带着几个下人，带点吃的用的一块去。

**下人：**是。

**旁白：**曹操的下人们到了华佗家，发现华佗的妻子并没有生病，要求华佗跟他们一起回去。华佗坚持不回。于是下人们回去告诉了曹操这一切。曹操非常生气，命令下人即刻把华佗捉回来。

（华佗被两个人左右押着。）

**曹操：**华佗，我给你三天时间回家看你妻子，是看在你是个人才，担心你夫妻分别太久难过，你居然骗我，一去不复返了。

**下人：**（推了推华佗，随声附和）对，你还有什么想说的！

**华佗：**（抬起头）我作为一名医生，职责是为天下百姓治病，不是为你一个人看病。我受不了一直被关在你的军营里，像鸟笼里的鸟，被圈养着，不能发挥人生价值。

**曹操：**（非常生气）来人啊，把他给我押进大牢里，三天后斩首。

**旁白：**华佗知道自己命不久矣，但他担心自己就这么死了，还有很多人生活在疾苦中，无人救治。所以他将自己早已整理成册的毕生所学，交给一名狱卒，希望留给后人。

**华佗：**狱吏，狱吏，你过来一下。

（狱吏走过来，有些疑问。）

**狱吏：**怎么了，老头，有什么事？

**华佗：**我这有一卷书，你留好，可以救人。

**狱吏：**（惊恐）我不要，不知道你这是什么，我要是拿了，被曹大人知道，我可要掉脑袋的，我可不上你的当。

**华佗：**那你给我一盏油灯吧。

（狱吏半信半疑地递上了油灯，华佗接过来直接把那册书点着了。）

**旁白：**华佗死后，曹操很伤心。他说：为何华佗宁可死也不愿意给我治病呢？

## 重要人物介绍

华佗生活在东汉末年，是沛国谯县（今安徽亳州）人。那时战争频繁，水旱成灾，疫病流行，人民处于水深火热之中。当时一位著名诗人王粲在其《七哀诗》里写了这样两句："出门无所见，白骨蔽平原。"这就是当时社会景况的真实写照。目睹这种情况，华佗非常痛恨作恶多端的封建豪强，十分同情受压迫受剥削的劳动人民。为此，他不愿做官，宁愿摇着金箍铃，四处行医，为人民解除疾苦。

华佗不求名利，不慕富贵，他把所有的精力都集中在医药学研究上。有研究者说华佗的性格甚至有些古怪。据说他医术精湛到了神乎其神的地步，双眼堪比 X 线，"只要开机"就能看透人的五脏六腑，每有疑难杂症皆药到病除。

华佗具有高超的外科手术技术，比西方国家最早的外科手术早了 1500 多年。华佗发明了麻沸散，开创了世界麻醉药物的先例。华佗经过数十年的医疗实践，熟练地掌握了养生、方药、针灸和手术等治疗手段，精通内、外、妇、儿各科，临证施治，诊断精确，方法简捷，疗效神速，被誉为"神医"。对此，《三国志》《后汉书》中都有一段内容相仿的评述，说他善于养生（“晓养性之术，时人以为年且百岁而貌有壮容”），用药精当（“又精方药，其疗疾，合汤不过数种，心解分剂，不复称量，煮熟便饮，语其节度，舍去辄愈”），针灸简捷（“若当针，亦不过一两处，下针言，‘当引某许，若至，语人’，病者言‘已到’，‘应便拔针，病亦行差’”），手术神奇（“刳剖腹背，抽割积聚”“断肠滴洗”）。所留医案，《三国志》中有十六则，《华佗别传》中五则，其他文献中五则，共二十六则，在先秦和两汉医家中是较多的。从其治疗范围看，属内科病的有热性病、内脏病、精神病、肥胖病、寄生虫病，属于外、儿、妇科的疾病有外伤、肠痈、肿瘤、骨折、针误、忌乳、死胎、小儿泻痢等。

刘备、关羽、张飞是结拜兄弟关系。东汉末年，朝政腐败，再加上连年灾荒，人民生活非常困苦。刘备有意拯救百姓，张飞、关羽又愿与刘备共同干一番事业。三人志同道合，选定张飞庄后一桃园结义。此时正值桃花盛开，景色美丽，张飞准备了青牛白马作为祭品，焚香礼拜，宣誓完毕，三个人按年岁认了兄弟。刘备年长做了大哥，关羽第二，张飞最小做了弟弟。

关羽在三国正史上有两个非常著名的评价：一个是“万人

敌”，另一个是“威震华夏”。这两个评价随便一个都不得了，更不用说两个评价集于一身。中国历史上的第一个“万人敌”是项羽，第二个就是关羽。而“威震华夏”则是关羽北伐襄樊之战所造成的影响，在整个三国时期，也只有关羽有“威震华夏”的评价。

曹操生活在东汉末年，是东汉的丞相，同样也是沛国谯县人。曹操是一位有胆有谋的政治家和才能卓越的军事家，他统率千军万马南征北伐。同时曹操也是一个诡计多端的人，他有对权力的无尽欲望，所以常常为了巩固自己的权力而做出无比残忍的事情。《三国演义》中写到曹操是个生性多疑、阴险狡诈的人。华佗与曹操的故事在《三国演义》中也有详细的记载。

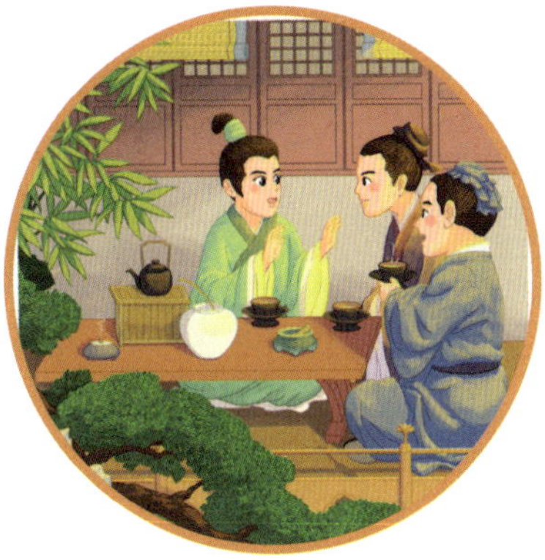

第四章

# 处江湖中之乐

主要角色

皇甫谧：魏晋时期医学家。

任　氏：皇甫谧之叔母。

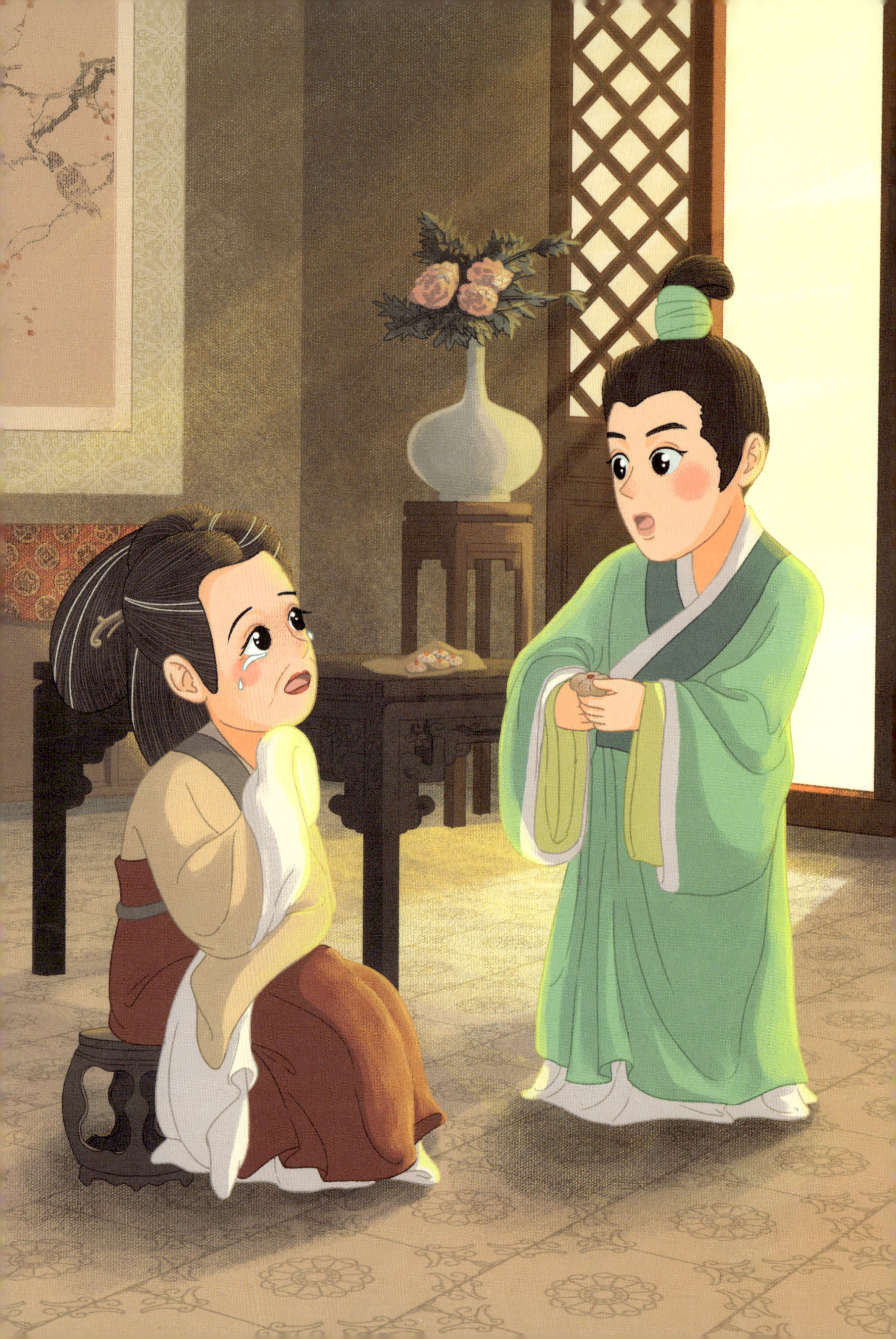

## 第一幕

# 叔母含泪“唤醒”皇甫谧

地点：新安（今河南洛阳新安）皇甫谧叔父家

**旁白：**在距今1800多年的魏晋时期，在那个战火纷飞的年代，有一个叫皇甫谧的年轻人随着叔父迁居到了新安。年轻人好玩恶学，皇甫谧年已二十，仍整日游荡，不思学习进取，甚至被街坊邻居认为是呆傻之人。这一天他寻觅了一些瓜果，带回来给他的叔母任氏。

（皇甫谧回到了家中，洋溢着开心的笑容，怀揣着一些瓜果，叔母坐在厅堂椅子上，表情严肃又带有一丝不可察觉的宠溺。）

**皇甫谧：**叔母我回来了，给您带了一些瓜果，您品尝一下。

**任氏：**你这孩子又去哪玩了，天天跑来跑去，也不知道看看书。

**皇甫谧：**叔母，我就出去玩了一会儿，寻觅了些小东西回来孝敬您。

**任氏：**（长叹一口气）谧儿啊，你过来坐，我有些话想要和你说。

（皇甫谧恭恭敬敬地坐在旁边。）

**任氏：**谧儿啊，你平时对我们恭恭敬敬，什么事都想着我们，你叔父和我都看在眼里，也都知道你很孝顺，但是《孝经》上说“事亲者，居上不骄，为下不乱，在丑不争。居上而骄则亡，为下而乱则刑，在丑而争则兵。三者不除，虽日用三牲之养，尤为不孝也”。你现在已经二十多岁了，眼中还没有学习，心中也没有多少道理，让你叔父和我很忧虑啊。

（皇甫谧默然不语。）

**任氏：**（感叹）从前孟母三迁使孟子成仁，曾参的父亲杀猪以行教诲，究竟是我居住时没有选择好邻居呢，还是教育缺少方法呢？为什么你这么愚钝呢？修身心重学业，是你自己得到好处，对我有什么呢？

（说着说着，任氏流下了眼泪。）

（皇甫谧深受感动，对着任氏深深拜了一拜。）

**皇甫谧：**叔母的话犹如醍醐灌顶，孩儿定当发奋学习，以报叔母之恩。

**旁白：**皇甫谧于是感动激愤，到同乡人席坦那儿读书，勤奋不怠。家中贫穷，便亲自耕种，带着经书务农，博通典籍和百家之言。皇甫谧沉稳娴静，清心寡欲，开始有了高尚之志，以著述为务，自号玄晏先生。

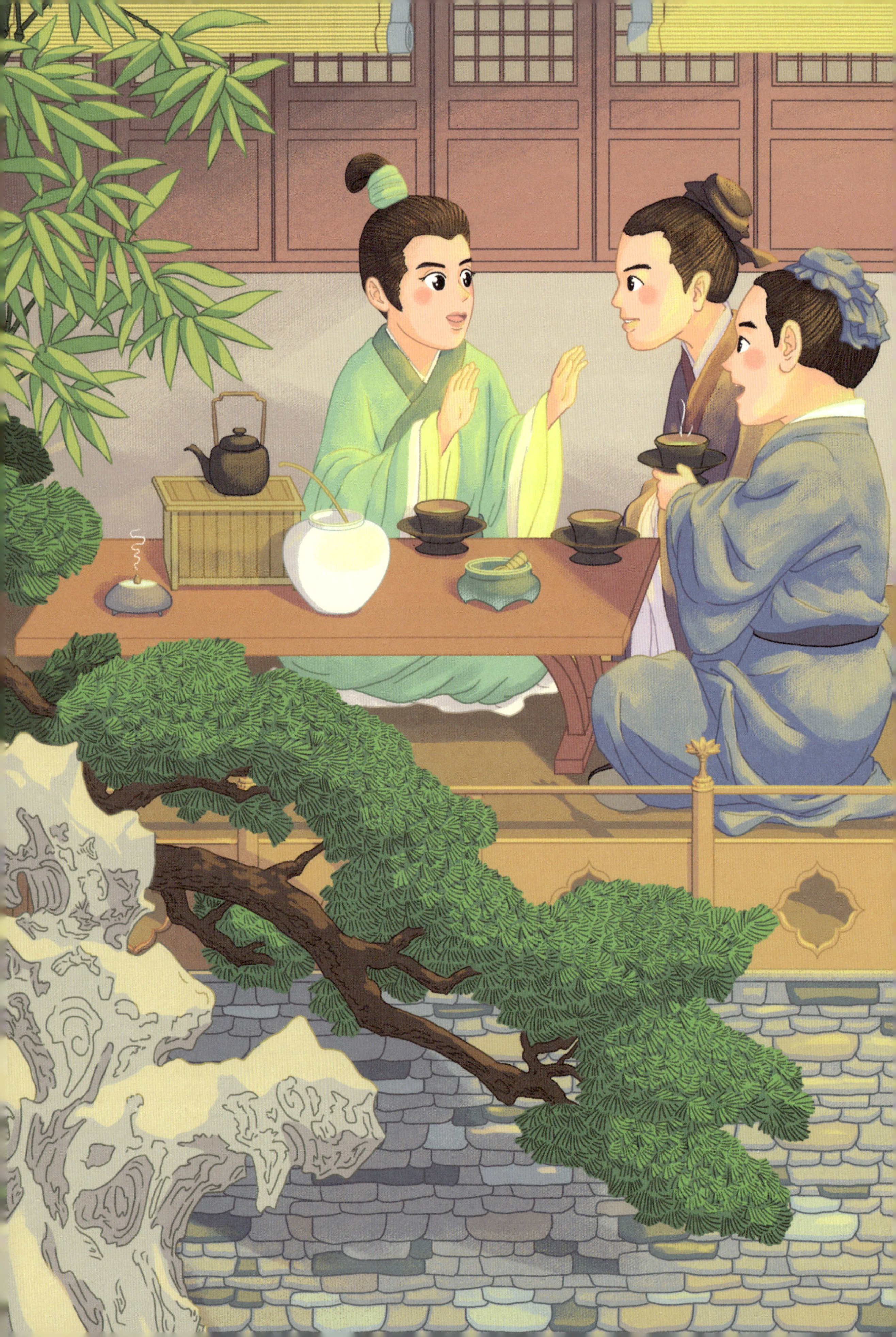

## 第二幕

# 居田之中以尧舜之道为乐

地点：皇甫谧家中

**旁白：**皇甫谧自被叔母点醒之后，奋发读书，精通各种典籍，此时便有人来劝皇甫谧修名声、广结交，以期能进入庙堂而功成名就。

（皇甫谧家中，皇甫谧与友人相对而坐，焚香煮茶。）

**友人一：**先生广读诗书，博采众长，为何不多多结交朋友，赢取名声呢？

**皇甫谧：**若非圣人，谁能完美平衡入世与隐退的矛盾？即使身处民间田园，也能在精神上追随尧舜的圣贤之道。何苦为求名利而迎合世俗，在官场中奔波劳碌？

**友人一：**（来回踱步）富贵是人人都渴望的，贫贱是人人都厌恶的，你为什么甘愿让自己困在贫穷中而不去改变呢？况且，道义所推崇的，是治理世事；世人赞美的，是把握时机。您如今年老体衰，连饥寒都无法解决，如果就这么无声无息地死在荒郊野外，又有谁会知道您呢？

**皇甫谧：**人最应珍惜的，是生命；道最需保全的，是身体的本真；而身体最不可被侵犯的，是健康。如果为了追求外物而违背道义、损害性命，又怎能真正摆脱贫贱、实现愿望？我听说，受人俸禄就要分担其忧患，即便是身体强健者也难以承受，何况我这病弱之躯！贫贱本是士人的常态，卑微恰是道的本质。安守本分、契合真实，一生无忧无虑，难道不比被富贵扰乱心神、耗尽精力更好吗？

**友人二：**先生博通古今，应当于庙堂中助帝王处理国家大事呀，一则能为百姓谋福利，二则亦可使先生名声显露，光耀门楣呀。不然先生这一生未有人知，岂非可惜了这一身的才华？

**皇甫谧：**先生此言差矣，人活着时不被他人知晓，死去后不被他人惋惜，这才是至高的境界！那些默默无闻的人，才是天下真正得道之人。世人因一人之死而痛哭，以为这是损失；因一人得势而群起谄笑，以为这是利益。

**皇甫谧：**（叹了一口气）然而，痛哭与欢笑不过是虚妄——它们既不增益死亡，也不减损生命。真正的“至道”无需弥补，真正的“至德”无需增添。为什么？因为其本质已圆满自足。若让天下人费心追逐虚妄的“利益”而招致灾祸，或劳神经营无益之事而徒增烦恼，这难道是道的至高境界吗？唯有不损不益，才能至坚至厚。坚固之物永不毁坏，深厚之物永不浅薄。若能秉持这种坚厚本真，超脱得失之外，凌驾肉体束缚之上，我的道便圆满了。

**友人一、二：**（躬身一拜）先生之道，我等不及也。今日幸得先生指教。

**旁白：**皇甫谧终究没有去做官。他潜心钻研典籍，废寝忘食，故当时人们说他是“书淫”。有人告诫他过于专心，将会耗损精神。皇甫谧说：“朝闻道，夕死可矣，况命之修短分定悬天乎！”他勤奋钻研，不断探索，写下了不少流传千古的学术名著，尤其是《针灸甲乙经》，是中国医学史上第一部针灸学专著。

**重要人物介绍**

皇甫谧：以针灸闻名，著有《针灸甲乙经》，后世称其为“针灸鼻祖”。然皇甫谧年少时四处游荡，不知学习，直至叔母任氏将其规劝。后皇甫谧发奋勤读，博采众长，自号玄晏先生。编撰了《针灸甲乙经》《帝王世纪》《高士传》《逸士传》《列女传》《玄晏先生集》等书。

任氏：皇甫谧的叔母。皇甫谧自小过继至叔父家，故任氏为其养母。

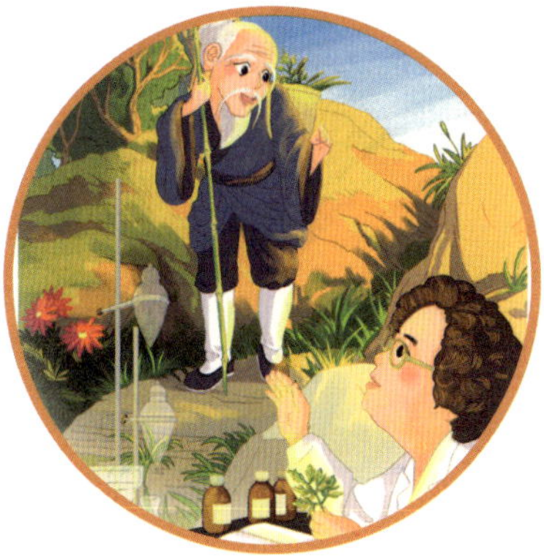

第五章

# 青蒿的跨时空相遇

主要角色

葛　洪：东晋道教理论家、著名炼丹家和医药学家。

屠呦呦：共和国勋章获得者、中国首位诺贝尔生理学或医学奖获得者、药学家。

次要角色

老妇人，道士2人，农户夫妇，赵冬梅，李慧珠，梁锡华，李伟。

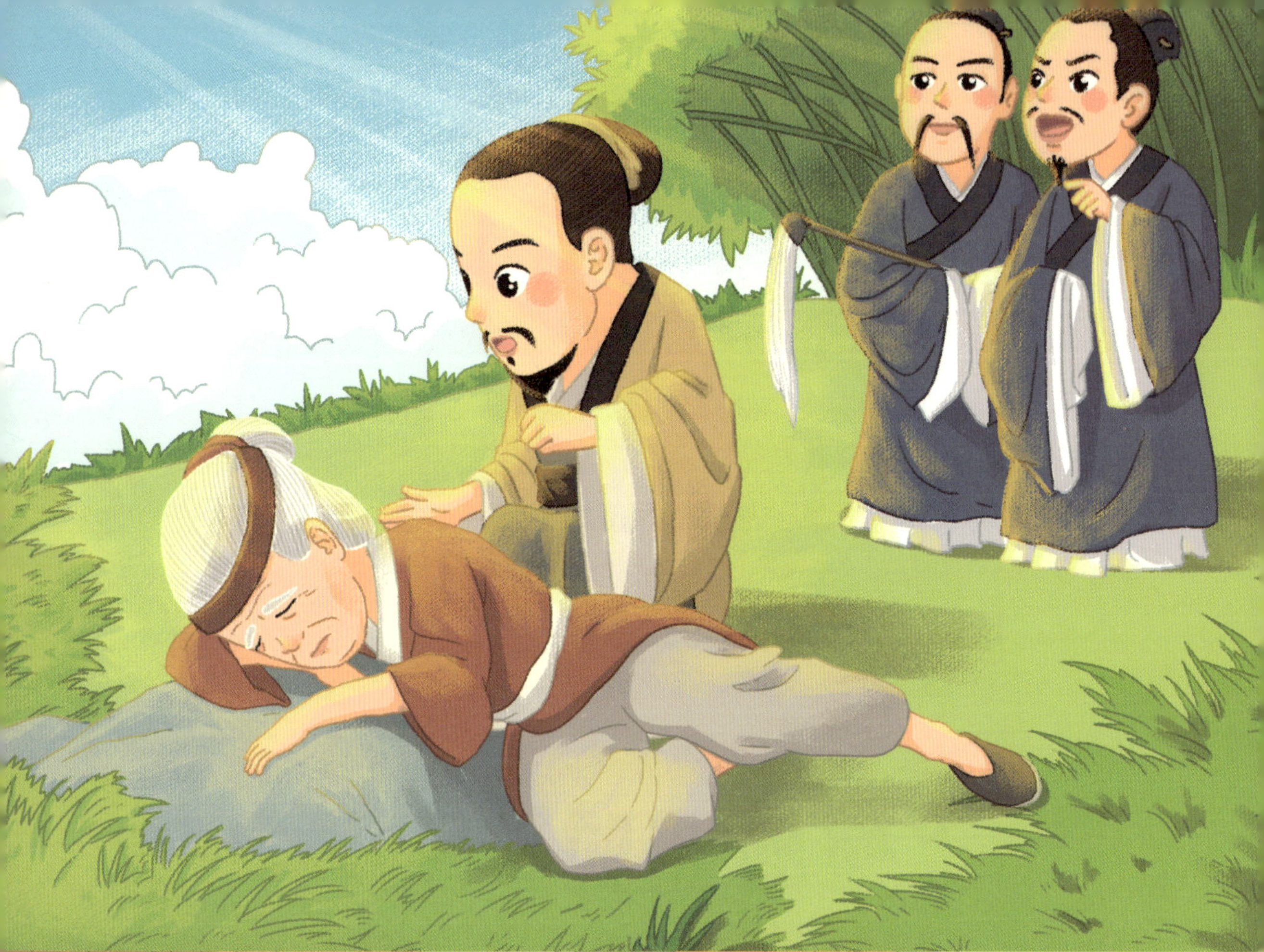
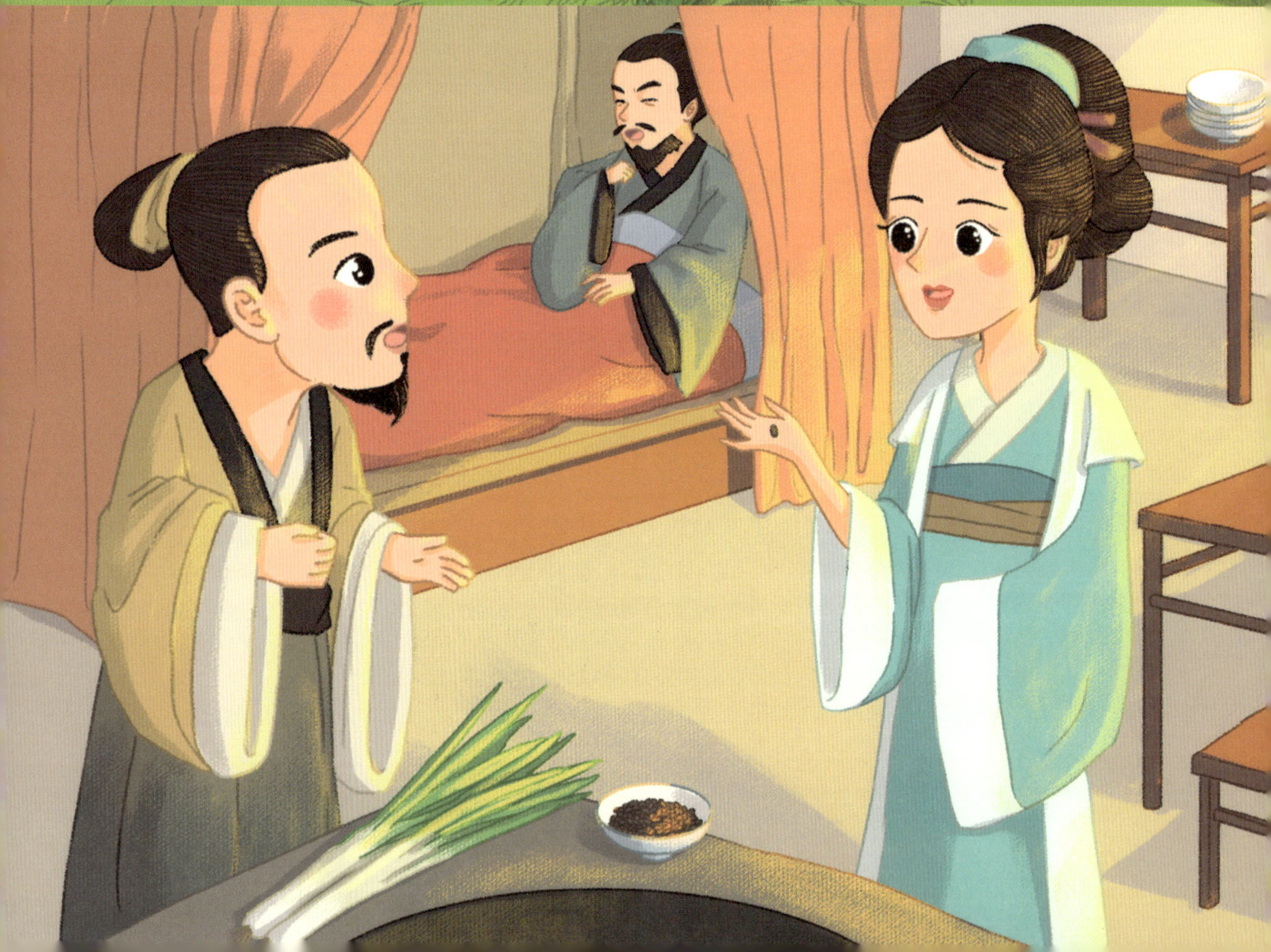

## 第一幕

# 葛洪的青蒿

地点：徐州（今江苏镇江，辖长江以南部分地区）的一条山路上

**旁白：** 在数年征战中，葛洪目睹了太多生死疾苦，感受到战乱中生命的短暂和脆弱。在一个烈日炎炎的下午，葛洪行走在徐州的山路上，遇见一位老妇人躺在地上，痛苦不堪……

**葛洪：**（蹲在老妇人身边，拍一拍老妇人的肩膀）阿姨，你怎么了？哪里不舒服？

**老妇人：**（没有说话，只是不停地呻吟）啊……啊……

（葛洪摸摸老妇人的额头，又扒开她的眼睛看了看，什么

都看不出来。葛洪又检查了一下老妇人的皮肤、四肢，看看她有没有受外伤。）

**葛洪：**（自言自语）有一点皮外伤，但应该不会有太大的影响，到底是怎么回事呢？

（这时有两名道士从此经过。）

**葛洪：**好心人帮帮忙，帮这位老妇人看看吧，救救她。

**道士：**快走吧，别管她了，战争马上就打到这了。

**葛洪：**救救她吧，我们不能看着她死去啊。

（两名道士摇了摇头，不管葛洪怎么哀求，还是离开了。）

**旁白：**那时葛洪还不懂一点医术，病重的老妇人最终在葛洪眼前离开人世。那一刻，葛洪突然意识到，在那个混乱的社会中，自我的修行再高明，对那时朝不保夕的民众也没有一点帮助。因此，葛洪决定学习更多的医术救人民于疾苦。

经过长期上山采药、习读医书，葛洪的医术日渐精进。在游历的过程中，他也可以小试牛刀，尝试运用自己所学，为一些百姓治疗疾病。

## 地点：农户门前

**葛洪：**（到了一家农户门前，敲敲门）有人吗？借碗水喝。

**农户妻子：**（边喊着边从屋子里跑出来）谁啊？

**葛洪：**大姐好，我是一个游历各地求学的人，经过此地，能否借口水喝？

**农户妻子：**行，你等着，我去给你盛水。

（就在这时，葛洪听到屋子里的咳嗽声。）

**农户妻子：**（端着水从屋子里出来）水来了，水来了。

**葛洪：**（接过碗）谢谢。（一饮而尽）我刚才听见屋里有咳嗽声，想必家中有人生病了？

**农户妻子：**唉，是我丈夫这几日一直在咳嗽，身体没力气，不能干活了。

**葛洪：**能带我进去看看吗？

**农户妻子：**可以，请随我来。

（葛洪看到躺在床上的农户非常虚弱。葛洪仔细观察农户的病情。）

**葛洪：**（号着脉，思考着）并无大碍，你丈夫感受了风寒。

**农户妻子：**请问，这该怎么治啊？

**葛洪：**（观察这家中灶台上摆放的物品）家里有葱和豆豉吧？

**农户妻子：**有的有的。

**葛洪：**来一虎口葱白，一升豆豉，加水煮出来，给你丈夫喝下，便能痊愈。

**农户妻子：**这能行吗？

**葛洪：**葱和豆豉能发挥通阳发汗的功效，简单有效，服用便是。

**旁白：**果然，按照葛洪的方子，农户很快就痊愈了。这便是葛洪发明的葱豉汤。对于当时的普通百姓来说，医药知识贫乏，药物昂贵且难以取得。葛洪在行医过程中，特别注重寻找一些方便获取、价格低廉的草药，同时结合百姓的日常饮食，这种平凡有效的食疗方，备受百姓的喜爱。

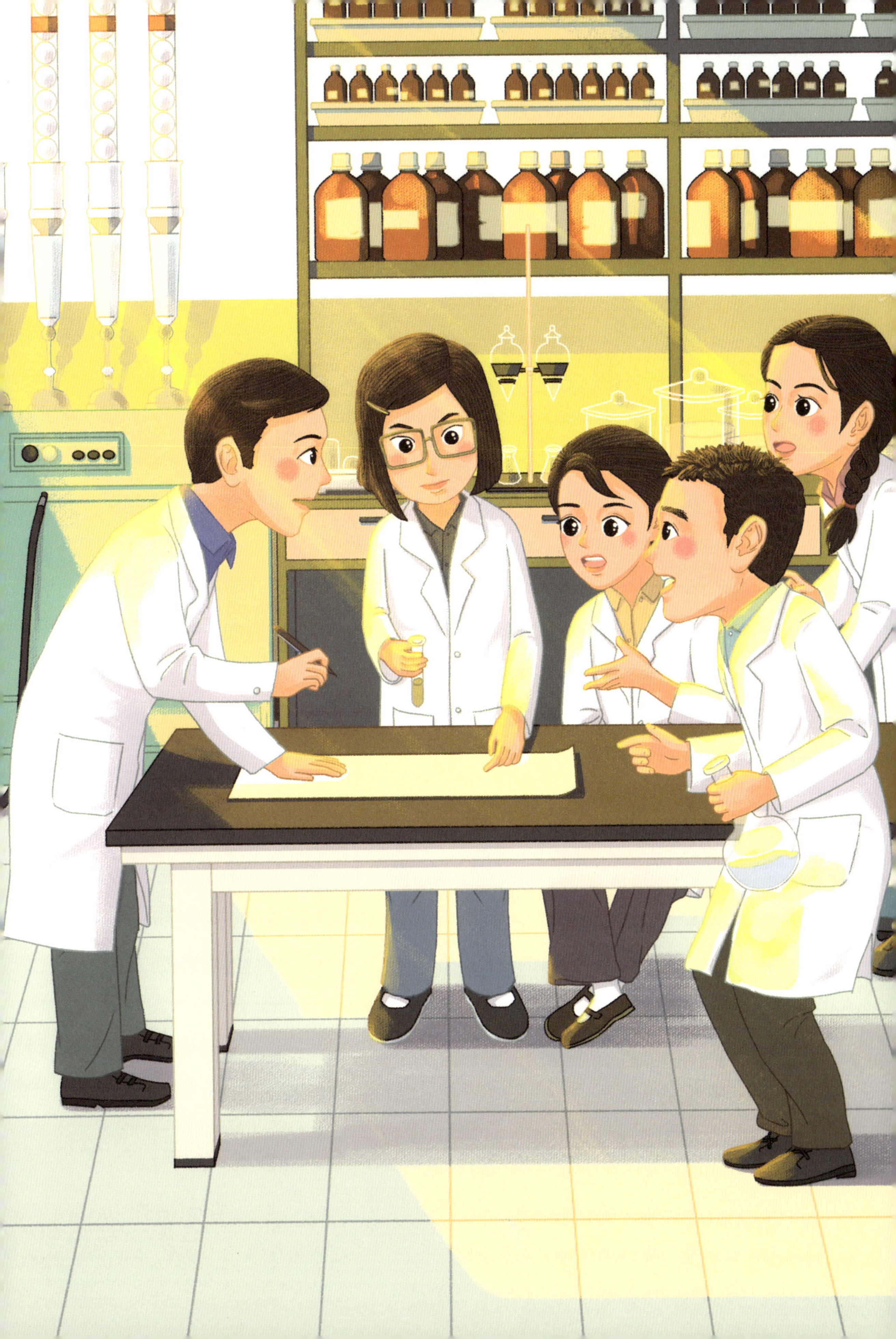

# 第二幕

## 屠呦呦的青蒿

地点：实验室

**旁白：**二十世纪六十年代，在越南战场上，疟疾造成的减员甚至超过了战争，毛主席应越共书记胡志明的请求，举全国之力研制抗疟新药，秘密科研项目“523”悄然展开，屠呦呦被选为组长。彼时，抗疟新药研制了几年一直没有较大的进展，《肘后备急方》中的记载给了屠呦呦新的灵感……

**赵冬梅：**（拿着新的鼠疟模型抑制率结果走进实验室，边走边说）今天鼠疟模型疟原虫抑制率出来了，百分之二十三。

**李伟：**（从一旁走过来，接过实验报告，看了一眼）这抑制率也太低了吧！

**梁锡华：**前几天是不是还有更低的，小赵？

**赵冬梅：**有，七月二十号的抑制率只有百分之二十一。

**李慧珠：**这么低的抑制率古人怎么治疟疾啊？会不会史书上的记载并不可靠。

**屠呦呦：**（拿起桌上的《肘后备急方》）你们看，《肘后备急方》上记载：青蒿一握，以水二升渍，绞取汁，尽服之。葛洪为什么说是绞取汁，不是我们现在用的水煎？我们现在提取药物的方式和古人是不一样的。

**李伟：**肯定不同，我们是水煎，可书上说的抓一把青蒿放在水里浸泡再绞碎了弄出汁儿来，再给病人喝了，这也太简单粗暴了。

**梁锡华：**古人的提取方式肯定比我们落后很多，容器不同，手段必然落后。

**李慧珠：**我们用的有机溶媒很规范，水煎、甲醇、乙醇什么的也都试过了。

**屠呦呦：**可是，我们就是没有试过绞取啊。

**赵冬梅：**现代科学，谁还神农尝百草啊。就咱们的青蒿晒干以后怎么绞碎了出汁儿啊？

**屠呦呦：**可以用新鲜的青蒿啊。古人说用青蒿绞取汁，所以用青蒿治疗疟疾，也许就不适合水煎？

**李伟：**可是古人在春秋时期就服用水煎汤药，说青蒿不适合水煎，这有点说不过去吧。

**李慧珠：**我们收集的青蒿单复方基本都是水煎，一般中药制剂先浸泡再煎煮，这也是惯例啊。

**屠呦呦：**浸泡没问题，那如果水煎本身就是问题呢？

**梁锡华：**组长，您刚怀疑完中药，又开始怀疑水煎？

**屠呦呦：**因为怀疑是发现真理的起始点啊。我们现在用的干青蒿也许本身就不合适呢？不管是中药店买的药材还是野地里的植物，不管是水煎还是绞汁，只要能研制出抗疟新药，能救人命，就应该大胆尝试。

**旁白：**之后，屠呦呦坚持带着组员去野地采取新鲜青蒿。她偶然受到丈夫的启发，意识到青蒿问题的关键是温度。屠呦呦随后的一系列实验证明，利用沸点只有 34.6℃的乙醚为溶剂，提取出的青蒿中性部分抗疟作用突出。这是从 0 到 1 的巨大突破，它成为打开青蒿素宝库大门的一把钥匙。

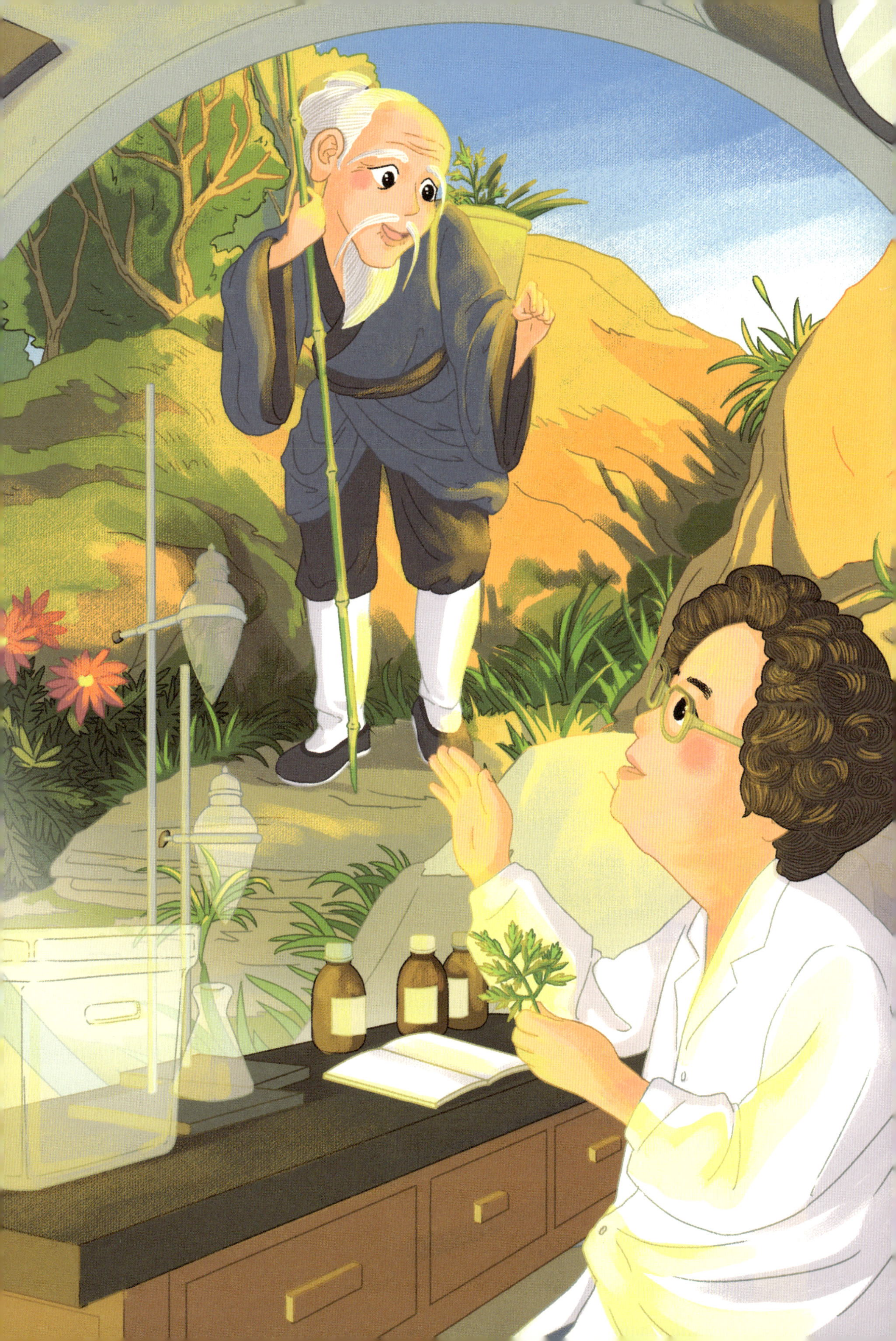

# 第三幕

## 穿越时空遇见你

地点：山上、实验室里

**旁白**：这是平凡的一天，是晋代葛洪上山采药的日子，也是现代屠呦呦在实验室埋头做实验的日子。

**屠呦呦**：（翻找着资料，若有所思）青蒿一握，以水二升渍，绞取汁尽服之……这葛洪到底是怎么发现的呢？

**葛洪**：（突然听到有人在叫自己）谁啊？（四周寻找）谁啊？这深山老林里，有人认识我？

**屠呦呦**：（仿佛听到有声音，停下手中的工作）小赵是你吗？（无人回应）

**葛洪**：奇怪，明明听见有人叫我。

**屠呦呦：**（又拿起桌子上的《肘后备急方》琢磨那句话）葛洪到底怎么想的？

**葛洪：**到底是谁在叫我，再不出来，我可要走了。

**屠呦呦：**（突然隐隐约约看到实验室的角落里，站着一个古代人，背着药篓，穿着破烂，好像在四处寻找什么）您是谁？您在找什么？

**葛洪：**（被山间突然出现的穿着白大褂、留着短发的女人吓了一跳）你是谁啊？是你在叫我吧？

**屠呦呦：**您是……葛洪？

**葛洪：**我是葛洪，你是谁？你怎么知道我？

**屠呦呦：**我是距您将近两千年后的一名研究员，我叫屠呦呦。

**葛洪：**呦呦？呦呦鹿鸣，食野之蒿。

**屠呦呦：**正是这两个字。我们这个时代，疟疾泛滥，世界各地每天都有人死于疟疾。我正在研读您的《肘后备急方》，“青蒿一握，以水二升渍，绞取汁尽服之”。

**葛洪：**哈哈，你看这是什么？（手指着山上的一株小草）

**屠呦呦：**（兴奋）这是青蒿，我认得。

**葛洪：**哈哈，前不久南方疟疾泛滥，我就是用这株小草治好的。哦，你刚才说什么？世界各地？世界有多大？南方还有严重的疟疾？

**屠呦呦：**我说的世界，不止有我们中国，还有很多很多其他的国家。

**葛洪：**（似懂非懂）不明白，有我们晋朝大吗？

**屠呦呦：**有晋朝几百倍大。

**葛洪：**（抬起头，仰望屠呦呦）那你是个了不起的人。

**屠呦呦：**可我现在想弄明白《肘后备急方》那句话到底什么意思，怎么操作？

**葛洪：**哈哈哈，年轻人别急，我来告诉你。

**旁白：**葛洪给屠呦呦讲了很多很多知识。

**屠呦呦：**（点头）我明白了，我现在就回去做实验。

**葛洪：**年轻人，等一下。

（葛洪拔下山上那株青蒿。）

**葛洪：**这是我这个古代人送给你的礼物。

**旁白：**屠呦呦接住这株青蒿，瞬间回到了现代，像做了一场梦，但手中确实有一株新鲜的青蒿。又过了一段时间，屠呦呦实验室成功研制出青蒿素，青蒿素的问世让人类治疗疟疾的进程向前迈了一大步。屠呦呦说："青蒿素是传统中医药献给世界的一份礼物。"

## 背景介绍

葛洪，字稚川，号抱朴子，东晋著名医药学家、炼丹家，世称“小仙翁”。他出身江南豪族，父亲葛悌曾任吴国邵陵太守，十三岁丧父后家道中落，但自幼博览群书，十六岁以儒学知名，后师从方士郑隐学习炼丹术。

西晋太安二年（303），葛洪因平定石冰起义有功，被封为伏波将军，但他淡泊名利，后隐居罗浮山，专注于医学与炼丹研究。在医学领域，他著成《肘后备急方》，收录八十六篇急救方剂，提出“青蒿一握绞汁治疟疾”“以狂犬脑敷伤口防狂犬病”等开创性疗法。该书被誉为中医史上首部临床急救手册，系统总结了晋代以前的医药知识，强调“价廉、简便、灵验”的用药原则。

此外，葛洪整理炼丹术理论，发现汞的氧化还原反应及矿物药的应用，推动化学发展。他主张“我命在我不在天”，将道教理论与医学实践结合，提出导引、行气等养生方法，被尊为“道教宗师”与“杏林始祖”。葛洪卒于东晋建元元年（343），享年约六十一岁。

2015 年 10 月 5 日，中国因为一个重磅消息举国沸腾——我国著名药学家屠呦呦因成功提取青蒿素用于疟疾治疗获得 2015 年度诺贝尔生理学或医学奖，成为我国首位获得该奖项的科学家。青蒿素的发现为全人类抗击疟疾做出了卓越贡献，青蒿也因此备受世人瞩目，而屠呦呦和青蒿素的故事，还要从1969年说起。

1967年，越南战争期间，疟疾因疟原虫对氯喹产生抗药性而大规模暴发，导致越美双方军队非战斗减员远超战场伤亡。越南向中国求援，而中国南方地区疟疾疫情同样严峻。毛泽东同志指示，要求紧急研发抗疟新药。1967年5月23日，国家科委（今科学技术部）和中国人民解放军总后勤部（今中国共产党中央军事委员会后勤保障部）牵头召开全国协作会议，启动代号“523”的紧急科研项目，任命屠呦呦为组长。在研究的第一阶段，屠呦呦团队收集了2000余个药方，并从中选取200味中药，共提取了380余种提取物，然而进展甚微。屠呦呦翻阅大量中医典籍，在看到《肘后备急方》中关于“青蒿一握，以水二升渍，绞取汁，尽服之”的记载时，大受启发——提取应通过“绞汁”而不是传统的煎煮方式，因为高温会破坏青蒿的抗疟效果。最终，屠呦呦团队选用了沸点较低的乙醚，在低温下成功提取了青蒿素。目前青蒿素仍是世界上治疗疟疾效果最好的药物，现已被用于新型抗疟药的研制中。

虽然少量的青蒿素就能治疗疟疾，但青蒿素的发现和提取却并不容易，经历了无数次的失败和以身试药。面对荣誉，屠呦呦说：“青蒿素是传统中医药献给世界的一份礼物。”这一来源于中医的古老智慧，为全世界人民换取了更多生的希望。

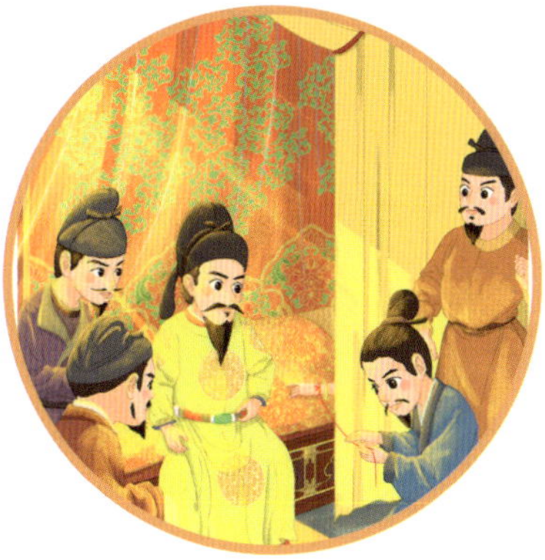

第六章

# 药王的诞生

## 主要角色

孙思邈：药王。
孙　父：孙思邈的父亲。
孙　母：孙思邈的母亲。
唐太宗：唐朝皇帝李世民。
皇　后：唐太宗的长孙皇后。
徐懋功：唐朝大臣。

## 次要角色

孙思邈的姐姐和妹妹，孙思邈幼年邻居3～5名，太医院医生2名，百姓若干，老虎（扮演）。

## 工　具

书、急救箱、衣服、红线等。

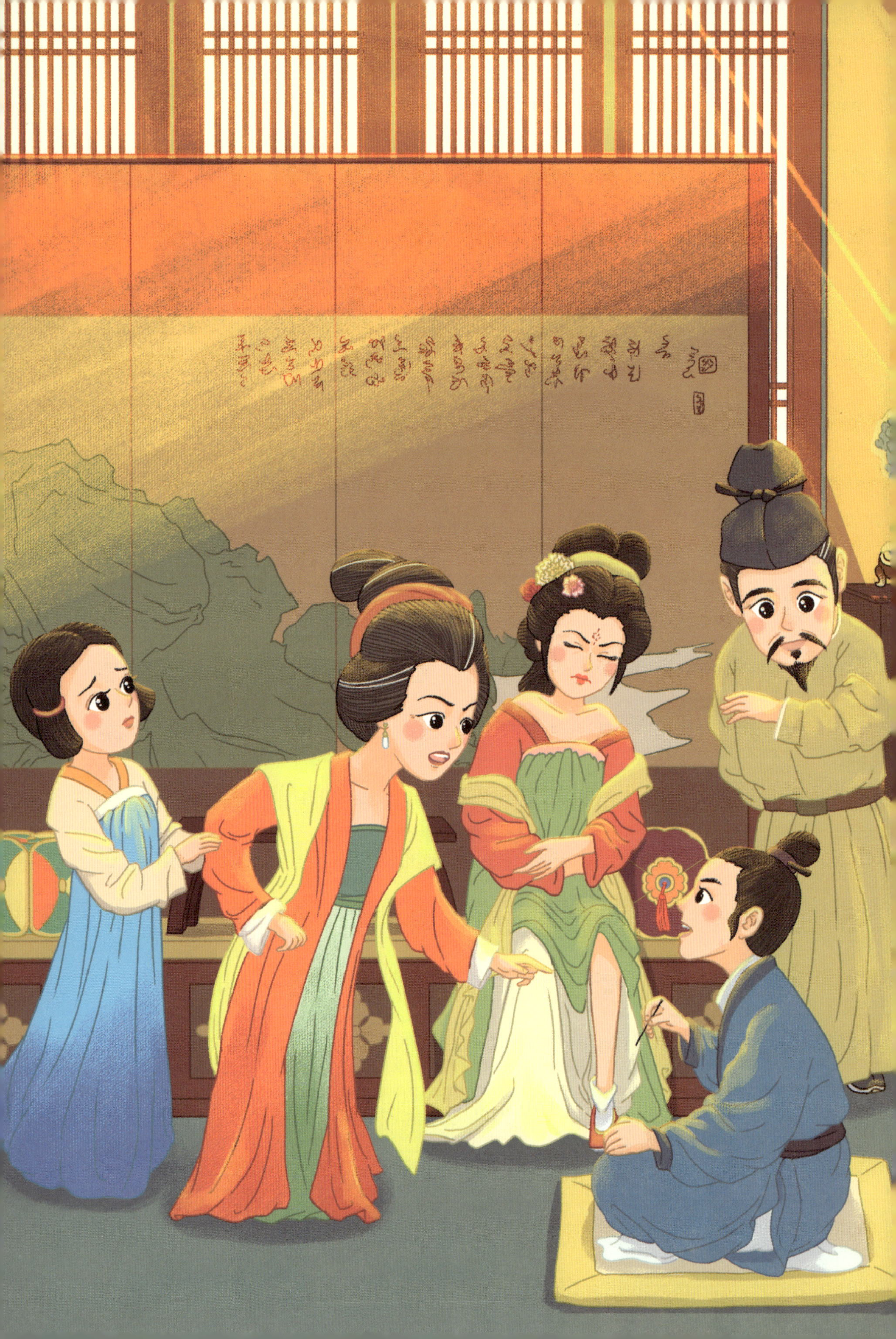

# 第一幕

## 决心学医

地点：京兆华原（今陕西铜川）孙思邈父母家

**旁白：** 公元541年，孙思邈出生于一个农民家庭，他的父亲读过书，但是并未进入仕途。父亲把入仕的愿望寄托在了天资聪颖的孙思邈身上。但从小善良的孙思邈看到邻居生病了却没钱看病，却萌生了放弃仕途从医的想法。

（孙思邈在街口看着邻居饱受病痛之苦，若有所思。孙思邈边向家的方向走，边思考着回家怎么跟父亲说学医这件事。）

**孙思邈：**（不敢看父亲的眼睛）父亲……

**孙父：**（严厉）今天的功课做了吗？给我讲讲你读了什

么书。

**孙思邈：**（终于鼓起勇气）父亲，我想学医。

**孙父：**（站起来，非常生气）你说什么？你这个不孝子！你知不知道你的曾祖父和祖父都是做官的，这才是光宗耀祖。

**孙思邈：**（低头）父亲，我深深地知道曾祖父和祖父是我们家族的骄傲，可是我……

**孙父：**（叹了口气，摇着头）唉，是你爹无能啊！让你生来是农民的儿子。

**孙思邈：**（抬头）父亲，邻居的王妈妈生病很久了，没钱治病，每天只能在家哀号等死。我看不惯，我想帮他们。

**孙父：**（大发雷霆）你不要去想那些婆婆妈妈的事情，你必须读书当官！（孙父转身离开）

**旁白：**孙思邈与父亲的第一次“谈判”就这样不了了之。孙父不同意孙思邈学医，但是孙思邈已经偷偷开始了学医的计划，并且默默地给身边的人看病。

**孙思邈的妹妹：**（跑来找孙思邈）哥哥，哥哥，姐姐肚子疼，躺在床上爬不起来了，你快去看看啊！

（孙思邈随着妹妹一起跑到姐姐的房间。）

**孙思邈：**（给姐姐号脉）姐姐，没事，不用担心，这不是大病。你今天吃了坏掉的甜瓜了吧？

**孙思邈的姐姐：**你说的没错，我确实吃了昨天没吃完的那块甜瓜。唉，嘴馋。

**孙思邈：**（自信满满地拿出针，准备给姐姐针灸）放心，我能治好。只需要扎中脘穴和足三里，很快就好了。

**孙思邈的姐姐：**（害怕，赶紧制止）停停停！你行吗？你不会害我吧？

**孙思邈：**肯定没问题。

（这时孙思邈的妹妹把孙母叫来了，刚好看到孙思邈在给姐姐针灸。）

**孙母：**（惊恐跑过来）哎呀，思邈，你快住手！

**孙思邈：**母亲，相信我吧。姐姐的肚子太疼了。

**孙思邈的姐姐：**母亲，您就让他来吧。我的肚子太疼了，咱家又没钱找郎中，也只能这样了。

**旁白：**孙母有点担心，但还是让孙思邈给姐姐医治了。没想到针扎下去之后，很快姐姐的肚子疼就好了。大家觉得很神奇，渐渐地开始相信孙思邈的医术。这天，孙母决定说服孙父，支持孙思邈学医。

**孙母：**（平静）这几天王妈妈没再嚎叫啊。

**孙父：**你这么一说，确实是，这几天安静了很多。给思邈一个安静的学习环境，不错。

**孙母：**你知道是为什么吗？

**孙父：**不知道，她家有钱看病了？

**孙母：**我说了你可别生气。

**孙父：**怎么？难不成你借钱给她看病了？我看她那病好不了了，上哪找的神医啊？

**孙母：**你儿子。

**孙父：**（惊讶）什么？

**孙母：**前两天，大姑娘吃了块坏甜瓜，思邈给她扎了两针，很快就好了。我觉得啊，思邈这孩子心地善良，还有学医的天赋，我们就支持他吧，而且行医还能赚钱养家糊口。

**孙父：**（沉默了一会儿）好吧，我去找他谈谈。

（孙父来到孙思邈的房间。刚好孙思邈在偷看医书，发现孙父的到来，孙思邈吓得赶紧把医书藏到桌子底下。）

**孙父：**拿出来吧。我都看见了。

（孙思邈低着头，慢慢地把医书拿出来。）

**孙父：**你母亲都跟我说了，你偷偷学医很久了。听说隔壁邻居的病是你治好的，你姐姐的病也是你治好的。

**孙思邈：**（有点害怕，慢慢抬起头）父亲，我不敢了。

**孙父：**思邈，作为父母，虽然希望你能光宗耀祖，但也希望你做自己喜欢做的事情。既然你有学医的天赋，也爱好这件事，那你就学医吧。不要枉费父母的期盼，不要有分别心，去救治更多的人吧。

（孙思邈抬头看着父亲，眼中充满希望的光芒。）

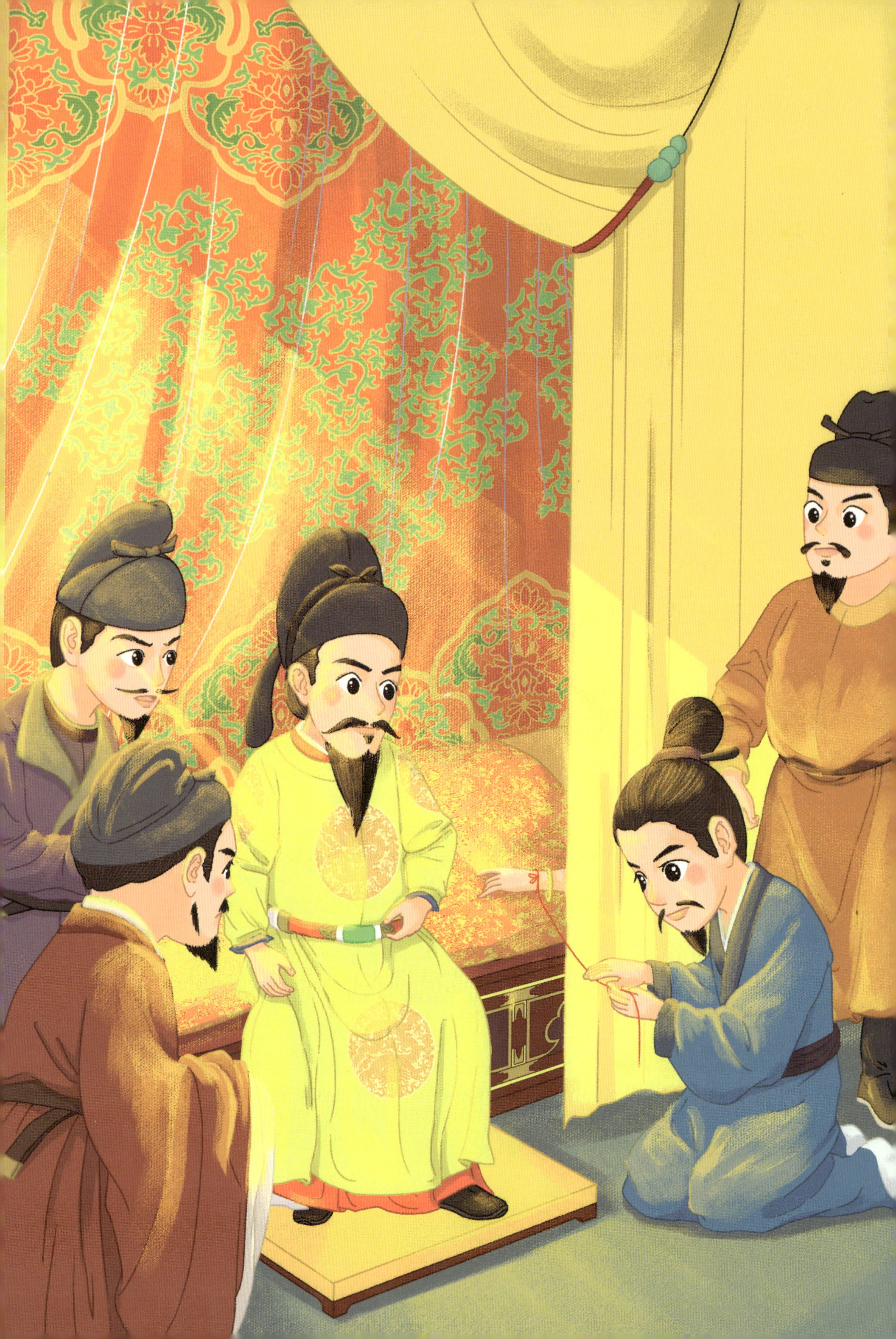

# 第二幕

## 神医入宫

地点：大明宫（唐朝皇宫）

**旁白：**这天，唐太宗李世民在朝政结束后，把大臣徐懋功传唤到了自己的宫殿。

**唐太宗：**（坐在宝座上）懋功，你的主意多，你帮朕想想办法。长孙皇后怀胎十月了，还不生产，该怎么办?

**徐懋功：**皇上，臣听说民间有一位郎中叫孙思邈，医术很高，没准儿他能治皇后的病。

**旁白：**就这样孙思邈应召入宫。但是他入宫之后，很多太医院的医生担心孙思邈抢占了自己的工作，所以想方设法地为难他。

**太医一：**皇上，孙思邈乃一介草民，怎么能给皇后看病呢？

**太医二：**是啊，皇上。我不信他不用号脉就能瞧出来皇后到底是生了什么病。

**太医一：**皇上，我们太医院的医生是天下医术最高的。皇后怀胎十月不生子一定是祥兆，不可着急啊。

**旁白：**唐太宗李世民有些犹豫了，皇后是凤体，怎么能随随便便让一个草民号脉呢？这时，孙思邈说……

**孙思邈：**（拱手）皇上，草民不用碰手就能号脉，只需要一根红线，一头系在皇后的手腕上，一头握在草民手里，草民便能知晓皇后的病情。

（太医们面面相觑，表示不可思议。）

**唐太宗：**现在皇后怀胎十月，恐怕再不生产会有生命危险。既然孙思邈已经进宫了，那就依他所说吧。

**旁白：**于是，宫人拿来一条红线，一头系在皇后的手腕上，另一头递给了孙思邈。孙思邈手上捏着线，若有所思。

**孙思邈：**（若有所思）皇后这不是大问题，只需要在皇后手上扎一针便能顺利生产，产后服药就能恢复元气。

**旁白：**按照孙思邈的思路，皇后很快就生下了一个健康的孩子。

**唐太宗：**孙思邈，你虽是一介草民，但你的医术不比我宫中太医差。这次多亏了你，皇后才能顺利诞下皇子。朕要重重地赏你。

**孙思邈：**谢皇上。但是草民不要赏赐，治病救人是草民的职责和使命。

**唐太宗：**那你留在太医院吧，留在宫中享受荣华富贵。

**孙思邈：**谢皇上。但是民间还有更多的人需要我去救治。百姓们大多看不起病，需要我这样的人去帮助他们。

**旁白：**孙思邈潇洒地离开了皇宫，不为功名利禄，一心只想治病救人。他心中有百姓的境界，值得我们学习。

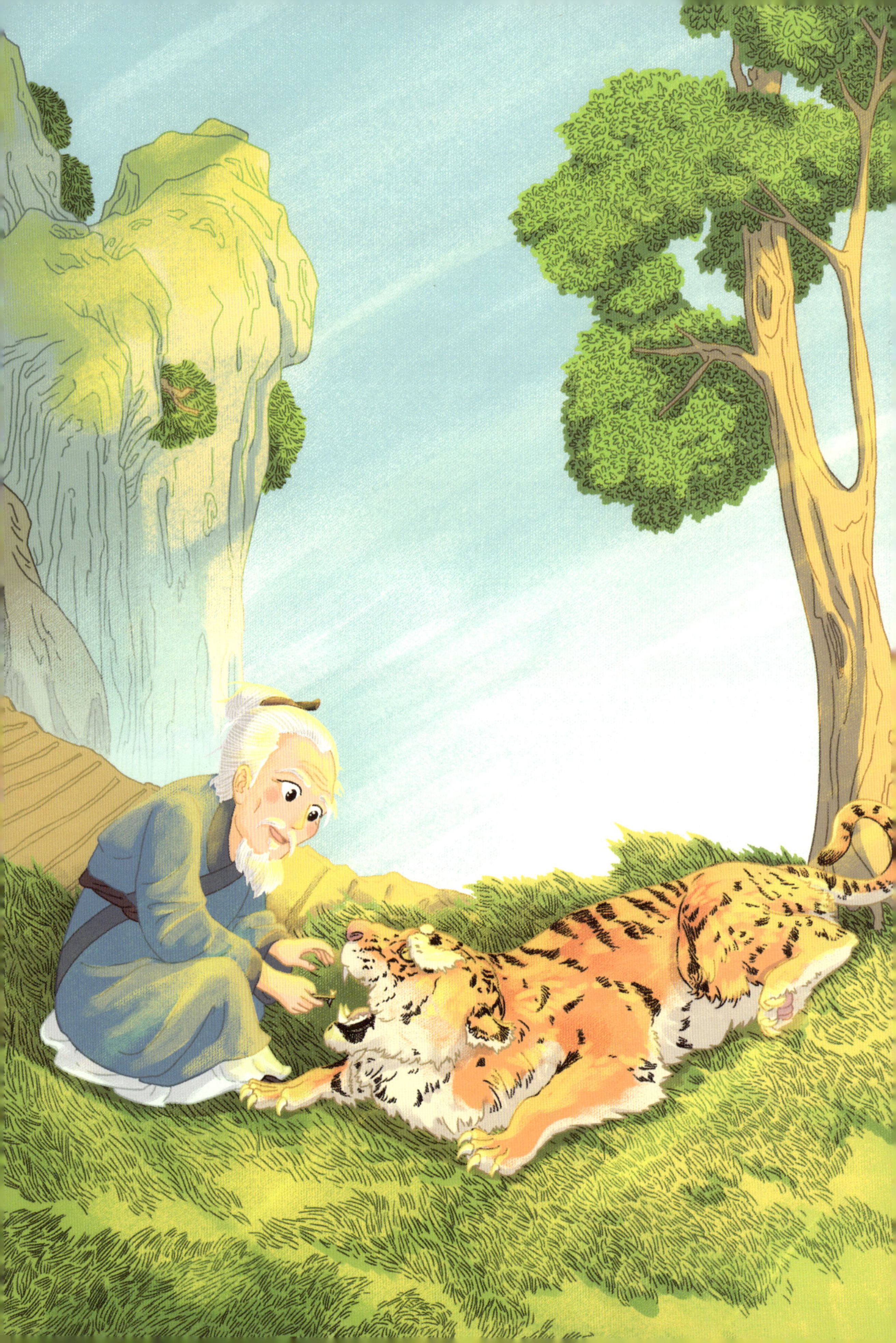

# 第三幕

## 药王治虎

地点：森林里

**旁白：**传说孙思邈不仅能救人，他还给老虎和龙治过病。有一天，孙思邈从一户百姓家出来，在回家的路上，途经一片森林。突然，他听到前面有猛兽的声音。他小心翼翼地走近，发现是一只大老虎。老虎张着大嘴，好像是在向他求救。

（孙思邈走向老虎，细细察看。）

**孙思邈：**虎啊，虎啊，你是哪里不舒服吗？是腿吗？是屁股吗？是背吗？

（老虎依然嗷嗷大叫。）

**孙思邈：**我知道了，你一直张着嘴巴，一定是嘴里不舒服。

（老虎安静了下来。）

**孙思邈：**你的喉咙红肿得厉害，是吃了什么东西卡住了，别急，我给你拿出来。

（孙思邈拿出急救箱中的镊子，伸向老虎的喉咙，夹出了一块大骨头。）

**孙思邈：**现在舒服多了吧？

（老虎摇着尾巴，在孙思邈身边转了两圈，之后跑掉了。）

**旁白：**从此，孙思邈名声远扬，他还为后人留下了两部重要的医学著作《备急千金要方》和《千金翼方》，更被后人誉为“药王”。

**重要人物介绍**

相传，孙思邈生于西魏大统七年（541）的京兆华原（今陕西铜川），门庭虽非显贵却也算是书香门第。父亲孙孝彦曾任北周郡守，母亲郑氏以诗书传家，这般家学渊源本可仕途坦荡，然而命运却为少年孙思邈安排了截然不同的轨迹。孙思邈幼年时体弱多病，家中为求医而罄尽钱财，这一经历让这个聪慧的少年在病榻上萌生了对医术的执着追求。当同龄人诵读四书五经时，他却捧着《黄帝内经》在油灯下反复揣摩，渭水河畔的晨雾中常见他辨识百草的身影，这段刻骨铭心的求医经历，悄然铸就了“人命至重，有贵千金”的医道初心。

十八岁那年，这个被乡邻称为“圣童”的年轻人迎来了人生首次重大抉择。北周武帝宇文邕亲颁诏书征召入朝，长安城的朱门玉阶近在咫尺，他却以“圣童讵敢当，野人志在云山”婉拒，转身隐入太白山云雾深处。在终南山的三十载春秋里，他攀越千仞绝壁采集珍稀药草，夜宿山洞整理历代医典，将张仲景的《伤寒杂病论》与陶弘景的《本草经集注》融会贯通。隋朝建立后，文帝杨坚、炀帝杨广先后五次征召，而这位年轻隐士始终不为所动，直到大业末年天下大乱，眼见流民遍野、疫病横行，四十八岁的孙思邈毅然背起药囊走出山林，在烽烟四起的乱世中践行着医者的使命。

唐王朝的曙光初现时，年过花甲的孙思邈已在民间赢得“活神仙”的美誉。贞观十年（636），长孙皇后难产的消息震动长安，太宗李世民三遣使臣恳请其入宫诊治。面对凤榻前垂落的金丝帷帐，这位布衣医者以“悬丝诊脉”之术精准断症，仅用三剂汤药便使长孙皇后化解危机。当太宗欲授爵太医院令时，他再度以“野性难驯”婉拒，却在长安城郊开设医馆，收治平民与乞丐。这段经历成为其医学思想升华的转折点，他开始系统整理六十余年临床所得，在永徽三年（652）完成了《备急千金要方》这部划时代巨著。书中不仅首创“妇人方”“少小婴孺方”独立成篇，更提出“食治”“养性”等预防医学理念，将中医理论推向了全新高度。

显庆四年（659），一百一十八岁高龄的医者做出惊世之举——重启修订工程。这个决定源于其深入岭南瘴疠之地行医时的新发现，更源于对医学真理永无止境的追寻。在接下来的三十年里，他的足迹北抵阴山、南至交趾，甚至向天竺僧侣请教眼科医术，从波斯商人处收集海外药方。当《千金翼方》最终成书时，新增的两千三百三十五首药方中既有岭南的槟榔驱虫法，也有西域传来的底野迦（古代解毒剂），更创新性地将药物按功效分为六十五类。尤为重要的是，他在炼丹过程中记录的“伏火硫黄法”，无意间为后世火药配方提供了关键启示，这种跨界探索精神在千年后仍令人惊叹。

晚年的孙思邈越发显现出圣者气象。永淳元年（682）关中爆发大疫，这位老人仍昼夜巡诊于渭河两岸，用独创的“青蒿绞汁”法治愈无数疟疾病患。他的养生之道在实践中臻至化境，提出的“十要”“十二莫”“十二少”“忌十二多”养生法门，将道家吐纳、佛家禅修与医家导引完美融合。传说其百岁之龄仍能健步如飞，在华山绝壁采得稀世药草“九死还魂草”。永淳二年（683）春日，一百四十二岁的人间医圣预知时至，沐浴焚香后于鄱阳湖畔的草庐中端坐而逝，临终前仍在修改《摄养枕中方》手稿。唐高宗李治闻讯辍朝三日，百姓自发在药王山结庐守孝，其葬仪上不见金银陪葬，唯有千卷医书与采药器具伴其左右。

千载光阴流转，孙思邈的医学遗产仍在滋养着人类文明。他首创的“以痛为腧”取穴法衍生出现代“阿是穴”理论，关于糖尿病“慎饮慎食”的忠告比加拿大医生班廷发现胰岛素早一千二百余年。更可贵的是，他在《大医精诚》中确立的医德准则，将“普同一等”的仁心化作具体诊疗规范：诊病不问贵贱贫富，出诊不避寒暑昼夜，制药必亲尝汤剂。当现代医学重新审视整体医疗观时，《备急千金要方》中“天人同构”的系统思维正在焕发新的生机；当基因技术试图破解长寿密码时，其“治未病”的理念与表观遗传学不谋而合。药王洞前的古柏依然苍翠，这位跨越三个朝代的医者，用超越时代的智慧在人类医学史上镌刻下永恒的东方印记。

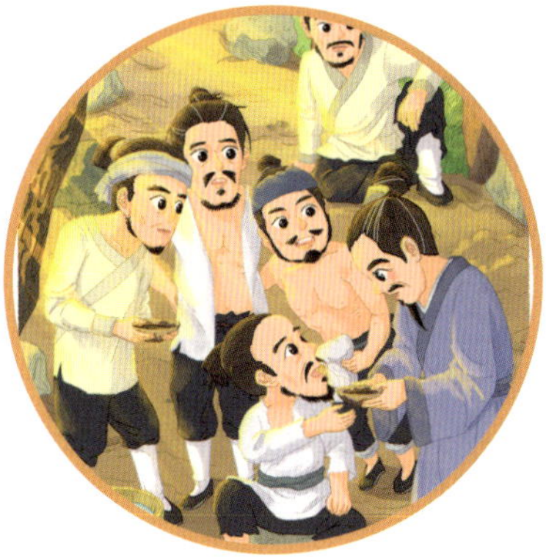

第七章

# 幽微脉诊

主要角色

许胤宗：隋唐间医家。

柳太后：隋朝未统一时南陈陈宣帝的皇后柳敬言。

次要角色

宫中大臣若干名，战士若干名，医生若干名。

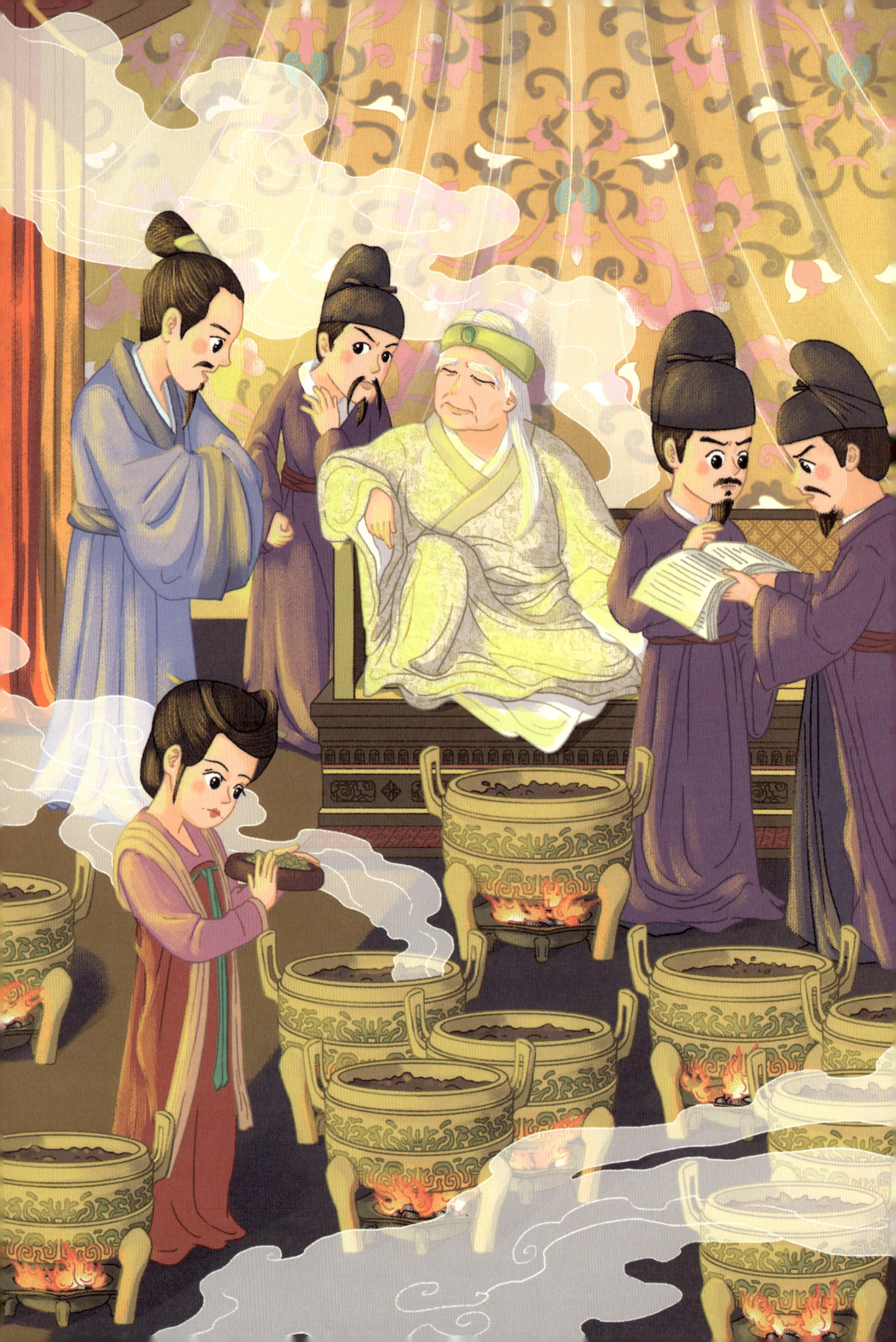

# 第一幕

## 熏蒸法治病

地点：陈国

**旁白：**这是一个真实的故事，也是一个关于创新的故事。在距今一千多年前的隋唐时期，在那个战火纷飞、民不聊生的时期，陈国有一位叫许胤宗的医生，他不仅医术高超，还敢于发明、敢于创新。

此时陈国宫殿里的医生、宫女们急得团团转，他们的柳太后生病了。这病让太后说不出话，吃不下东西，好像喉咙被封住了。柳太后已经很多天没有吃东西了，身体越来越虚弱，再得不到治疗，可能会有生命危险。

（在陈国的宫殿里，宫女、医生们急得团团转。）

**医生一：** 太后吃不下东西，还怎么吃药啊。

**医生二：** 这药吃不下去，就不能治病。

**宫女一：**（带着哭腔）那也不能看着太后这么难受放任不管啊。

**医生一：** 哎，我们也着急，但是没办法啊。

**医生三：** 医生治病必须要用药，这药进不了太后的肚子，医生也没办法啊。

**旁白：** 正在宫中吵得不可开交的时候，许胤宗来了。

**许胤宗：** 别急，我来看看。

**医生二：** 看也没用，我们都看得明明白白的，吃不下药，神医来也没用。

（许胤宗不听别人说什么，默默地将手放在柳太后的手腕上，闭上眼睛，安静地感受脉搏的跳动，大约过了五分钟。）

**许胤宗：** 准备十服黄芪防风汤。

**医生一：**（有点生气）太后吃不下！

**医生二：** 我们早知道要这么治，可太后吃不下。

（许胤宗依然不管他们说什么。）

（下人将十服药拿来，交给许胤宗。）

**许胤宗：**好，就在屋子里撑起十口锅，围着太后，保证屋子里一直有药汤蒸汽。

**医生一：**这是在干什么？这有什么用啊？

**医生二：**（悄悄对医生一说）哼，咱们等着看好戏吧。

**旁白：**就这样，大约过了三天，柳太后能说话了。

**柳太后：**水，喝水。

**宫女一：**太后，太后要喝水。

（大家听到太后说话特别开心，一时间整个宫殿忙碌了起来，有的送水，有的送饭，有的去找医生。）

**宫女、侍卫们：**太后您说话了……太后您喝水……太后您要不要吃点东西……医生马上就来了。

（许胤宗和其他医生闻声赶来。）

**许胤宗：**大家不要乱，我再来看看脉。

**医生二：**（惊讶）太后真好了。

**许胤宗：**（号着脉）太后，您现在并无大碍了，我给您开些后面要吃的药，您按时吃下就好了。

**医生一：**（有点谦虚）这是怎么回事？

**许胤宗：**既然太后没办法从嘴里吃药，那就把药变成蒸汽，从太后的皮肤进到身体里，久而久之药性就能达到五脏六腑，自然能起到治病的效果。

**旁白：**在那个时候，医生们只知道药要喝下去，药可以涂抹伤口，却不知道药可以通过皮肤进入身体。许胤宗这一创意是最早的熏蒸疗法，是对中医治疗疾病方法的一大创新。

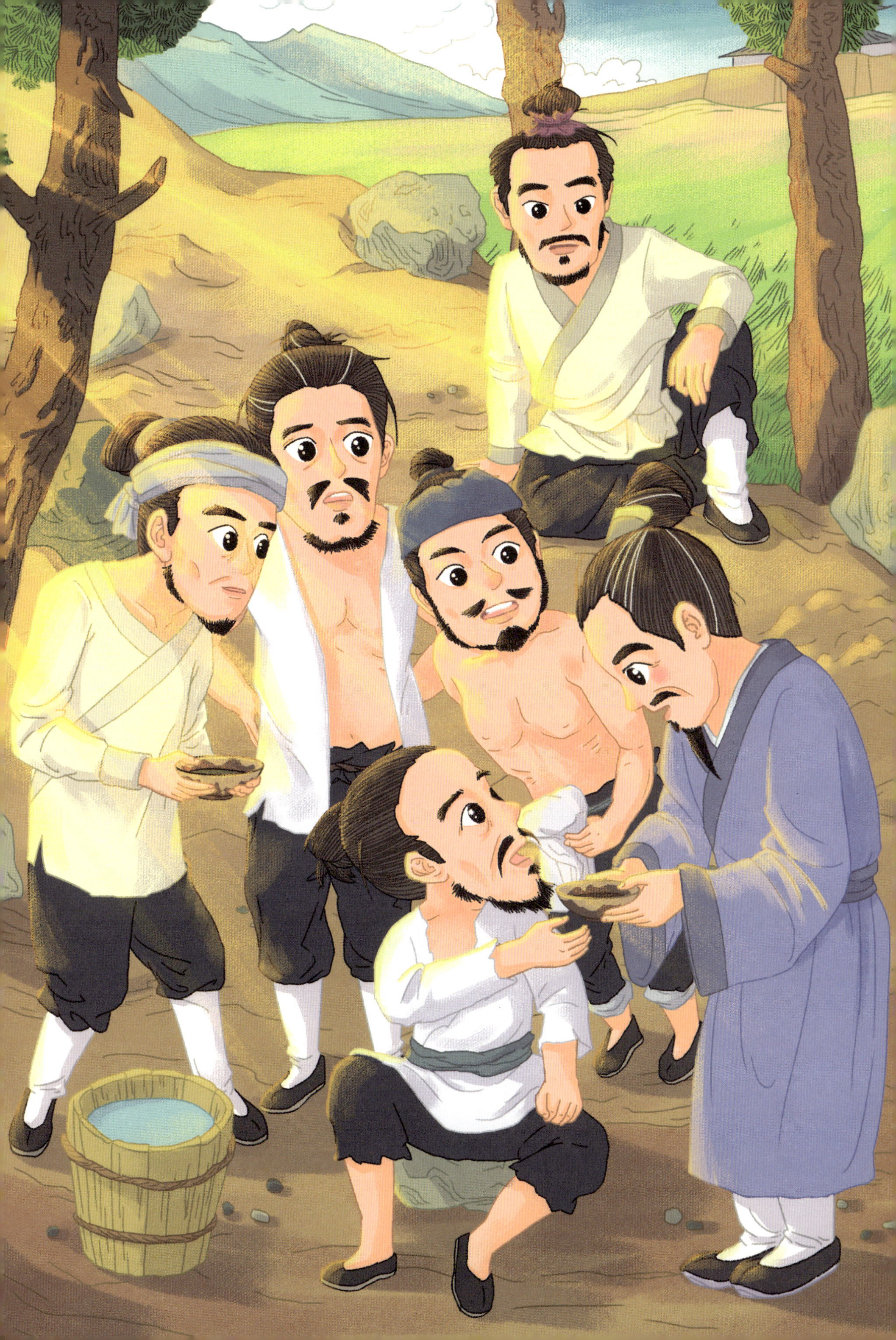

## 第二幕

# 战场治骨蒸

地点：战场上

**旁白：** 时间到了隋唐更迭的时候，战火纷飞，能打仗的人几乎都上了战场，许胤宗也不例外。当时战场上流行一种病叫骨蒸病，传染性极强，死亡率极高，没有医生能治这种病，战士们非常痛苦。

（在战场上，战士们不仅受战乱之苦，还受着病痛之苦，哀号不断。）

**战士一：** 这日子过不下去了，生不如死。

**医生们：** 快离开这里，有骨蒸病患者。

（人们躲闪不及。）

**医生一：**哎，得这病治不了，只能等死了。

**战士二：**这是什么怪病啊？现在这世道不好，什么怪事都有。

**旁白：**战士们一致认为只要得了骨蒸病，就只能等死了，直到有个叫许胤宗的医生也上了战场。

**战士三：**医生，我是不是也得了骨蒸病，我是不是只能等死了。

（许胤宗没有说话，只是在安静地号脉。旁边的人都觉得很奇怪，这个医生居然还在看病，他怎么不赶紧离开这个传染源。）

**许胤宗：**这个有办法治。

（许胤宗从药箱里拿出来几味药，让身边的人煮给病人喝。）

**旁白：**就这样一周过去了，许胤宗大概治了十个患骨蒸病的病人，大家都痊愈了。不过大家发现了一个奇怪的事情。

**战士三：**你吃的什么药？

**战士四：**怎么？跟你的不一样吗？

**战士三：**确实不一样。

**生过病的战士们：**哎？我的也不一样。不一样啊。为什么啊？

**许胤宗：**因为我认真地号了你们每个人的脉，你们的脉都有细微的区别。

**战士三：**我们不是生得一样的病吗？

**许胤宗：**是一样的病，但是治法不一样，这就是中医所说的“同病异治”。

**战士五：**神医！

**战士三：**那神医著书吧，把你这高超的医术留下来，世世代代传下去。

**许胤宗：**不是我不想传下去，医学的精妙就在于号脉时那细微的不同，无法用语言去形容。也许每个人的感受是不一样的。

**战士二：**那可惜了。

**许胤宗：**我今生今世努力治好更多的人就好。如果著书，以后万一有人误解了脉的意思，诊断错了，会变得一团糟，还是不著了。

## 重要人物介绍

许胤宗以医术闻名，精通脉诊，用药灵活变通，不拘一法。公元6世纪中叶，他曾用药物熏蒸法为陈国柳太后治病。当时太后患风病不能言语，口噤（牙关紧闭，口不能张开）不能服药，他以黄芪防风汤置于太后床下，熏蒸使药气如烟雾，入病人腠理而奏效，后太后能言。许胤宗因此被任命为义兴太守。他还善于治疗骨蒸病（类似肺结核病）。唐武德年间（618—626），关中（今陕西中部）一带骨蒸病流行，患者大批死亡，医生们束手无策，然而经许胤宗诊治的人多获痊愈。

柳太后为隋朝未统一时南陈陈宣帝的皇后柳敬言，是陈后主陈叔宝的母亲。

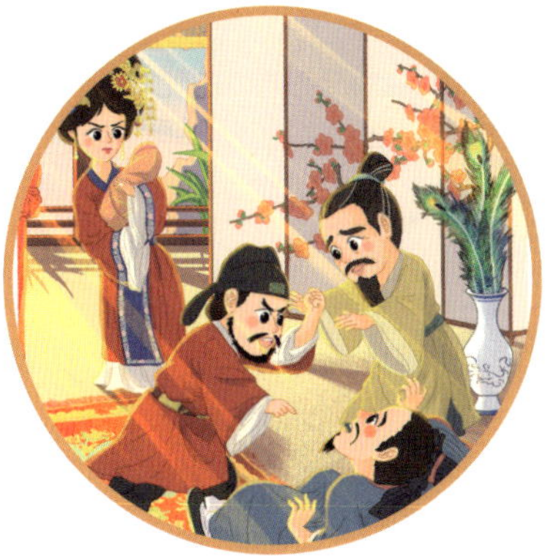

第八章

# 儿科圣手

## 主要角色

钱　乙：宋代著名儿科医学家。
姑　母：钱乙的姑姑。
吕医生：钱乙的姑父。
长公主：宋英宗的女儿。
驸　马：长公主的丈夫。
管　家：长公主府的管家。

## 次要角色

钱乙的父亲，邻居若干，小郡主，御医，御医院学徒2名，仆人。

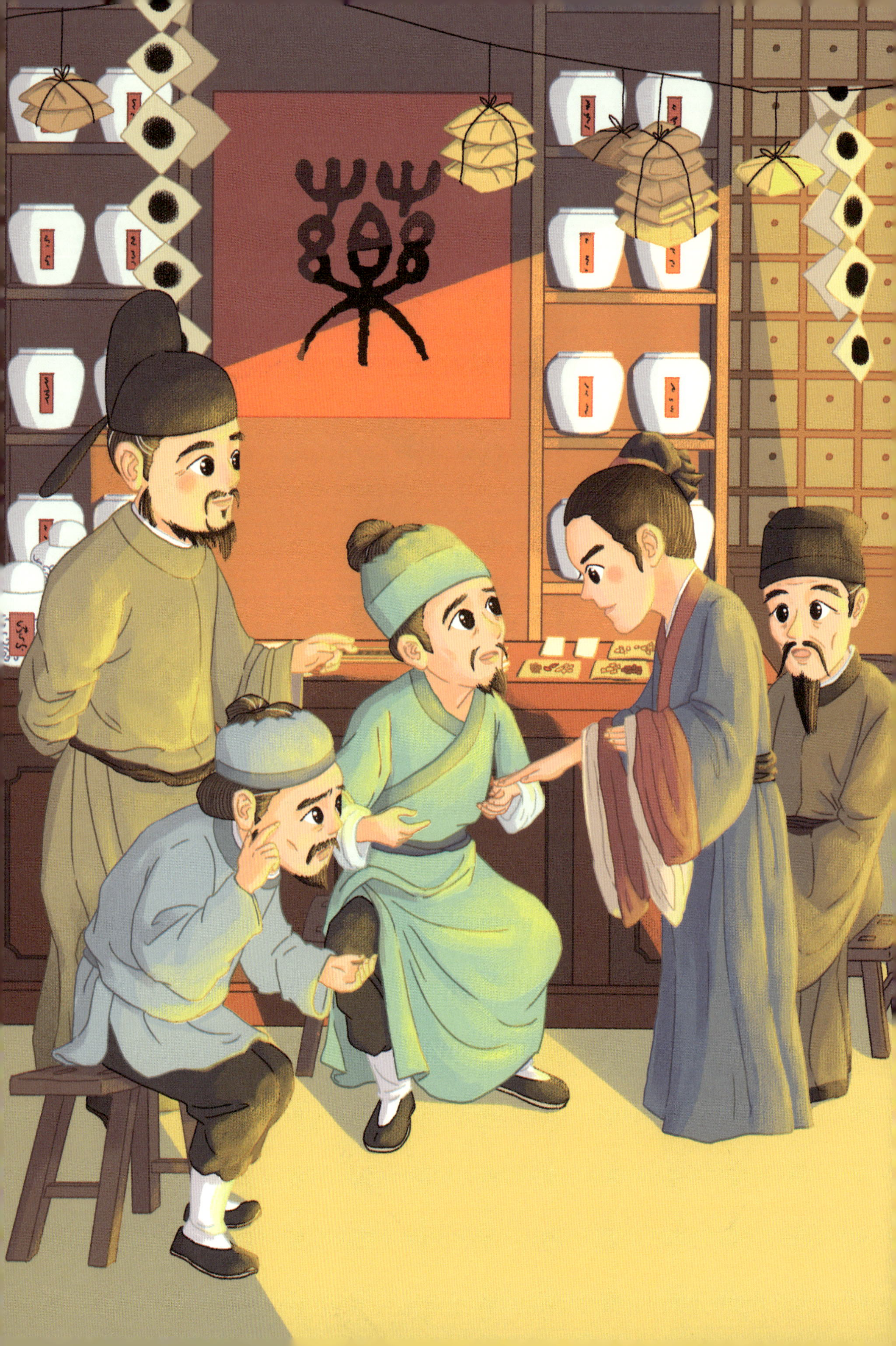
藥

# 第一幕

## 儿时的钱乙

地点：钱乙的父亲家

**旁白：**钱乙的母亲在他出生后不久就去世了，他的父亲钱颖精于医道，但特别爱喝酒，又喜欢外出旅游。有一天他东游海上，便没有再回来。那时钱乙才三岁。

（三岁的小钱乙坐在家门口嗷嗷大哭，引来了很多邻居的围观。）

**钱乙：**啊……啊……

**邻居：**这不是小钱乙吗？

（邻居走上前去询问情况。）

**邻居：**小乙，你怎么啦？怎么坐在这里哭呢？你父亲去哪了？

**钱乙：**爹爹，走了。

地点：钱乙的邻居家

**旁白：**三岁的小钱乙还不太会说话，但他心里清楚，他的父亲已经很多天没有回家了。小钱乙已经饿得饥肠辘辘，好心的邻居把他带回了家。

**邻居：**小乙啊，你先在婶子家吃点东西，婶子去找你的姑母，让她把你接回家。

**旁白：**小钱乙还不懂事，只要有东西吃就很开心，很快就不哭了。没过一会儿，住在邻村的姑母赶来，看到小钱乙的脸哭成了小花猫，心疼极了，便把小钱乙带回自己家养着。

过了几年，钱乙长大了，能读书识字了。因为姑母家没有儿子，所以姑母一家视钱乙如己出。姑父姓吕，是个医生，便教钱乙医术，且时常把钱乙带在身边。

## 地点：钱乙姑父的诊所

**姑父：** 钱乙，你来摸摸这个脉。

（钱乙将手搭在病人的手腕上，认真地感受脉搏的跳动。）

**姑父：** 这个是弦脉，像摸琴弦一样。你再摸摸这个人的脉。

（钱乙又将手搭到另一位病人的手腕上。）

**姑父：** 这个啊，就有点复杂了。他的双手关部脉浮，是吗？

（钱乙点点头。）

**姑父：** 你再用力按，按取他的脉则是紧的，你的手在脉上放的时间长一点又能感到有些涩和滞。

（钱乙抬头望一望姑父，点点头。）

**姑父：** 这脉啊，学问可大喽，你可要好好学啊。

**旁白：** 多年来，钱乙跟随姑父行医，医术突飞猛进，姑父姑母在他的读书和生活上毫不吝啬，钱乙似乎已经忘记了父亲已经很多年没有回家了。

等钱乙成年了，姑母将其父母的事告诉了钱乙。钱乙哭了一场，请求出门去寻找他的父亲。他前后一共往返了八九次，总共花了几年的时间，终于把父亲接回家来，但那时离父亲出走已经几十年了。乡亲们对此感慨万千，写诗赞颂此事。

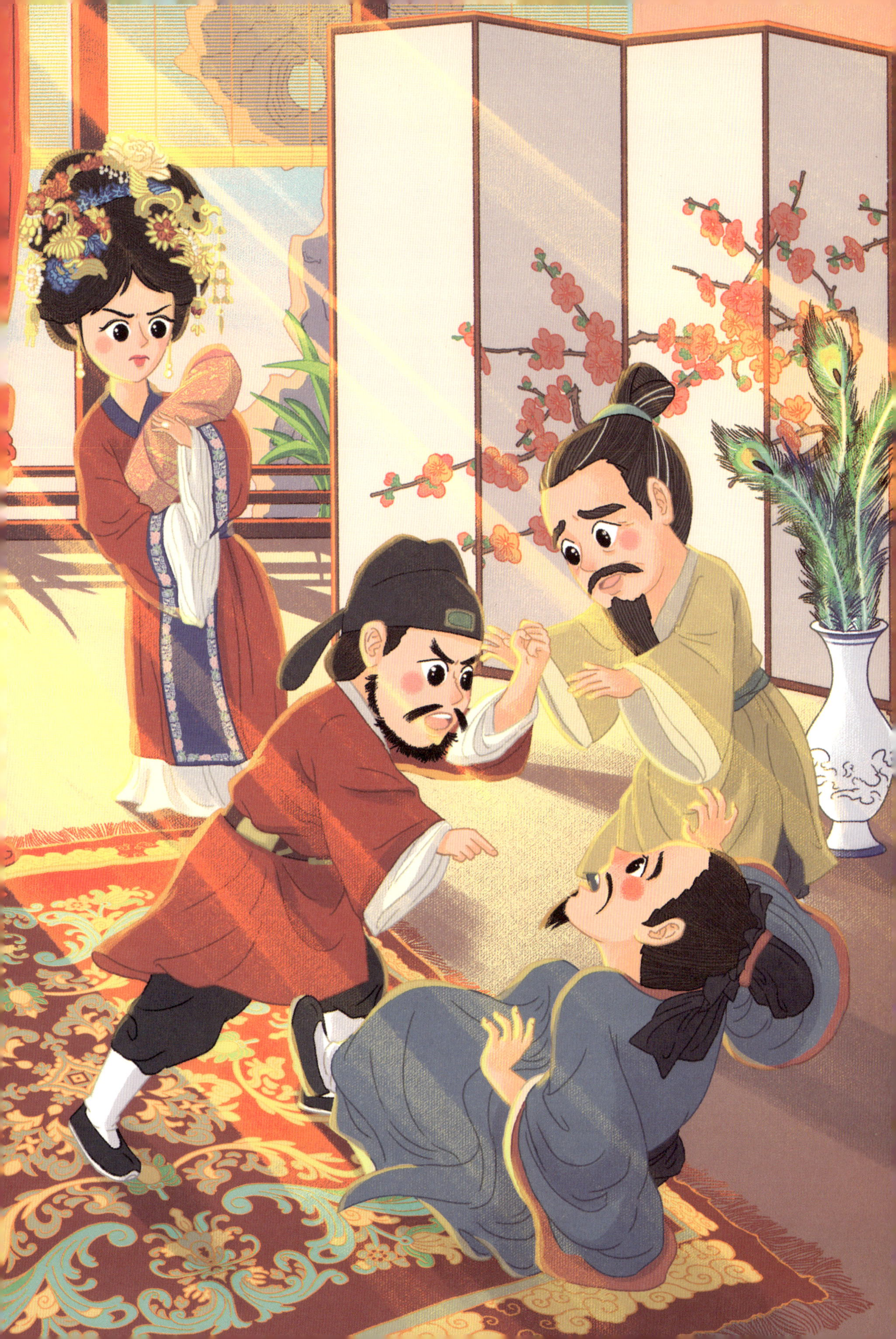

## 第二幕

# 为小郡主诊病

地点：御医院

**旁白：**钱乙经过多年的学习实践，成了当地小有名气的儿科大夫。他治疗了大量的患者，医术也日趋成熟。有一年，长公主（宋英宗的女儿）府里发生了一件大事：长公主的小女儿泻疾厉害，御医们都束手无策。这时有人推荐擅长治疗小儿疾病的民间医生钱乙。

**学徒一、二：**（从门口跑进来）老师，今天咱们御医院有人要出事了。

**御医：**什么事？慌慌张张。

**学徒一：**老师，长公主家的小郡主得了泄泻病，王御医、李御医和张御医都去看了，都没治好。

**学徒二：**（有些幸灾乐祸）还是老师高明啊，不接这棘手的烂摊子。

**御医：**胡说什么呢？我这是同行之间不拆台，不插手别人的治疗方案。

**学徒一：**哦，反正就是老师高明。

**学徒二：**老师，那如果是您去治这个泄泻病会怎么治呢？

**御医：**我不擅长治小儿病。

**学徒一：**老师不是说治病不分大人小孩吗？

**御医：**以前我确实说过这话，可现在我认为要分了。

**旁白：**御医在心中暗暗地想：小儿泄泻，如果是钱乙，他会怎么治呢？正巧，在长公主府，一个山东籍的管家向长公主推荐了钱乙。

**长公主：**孩子已经患泻疾这么多天了，怎么就没人能医治呢？都快想想办法。

**管家：**长公主，我倒是有一人推荐。他是东平郓州当地的名医，专治小儿病。

**驸马：**东平郓州那种小地方能出什么名医？

**管家：**驸马，这个人三十年来专治小儿病，有丰富的儿科治疗经验。

**驸马：**这可是小郡主，不是你老家那些吃糠长大的小孩。

**长公主：**慢着，就把他找来瞧瞧，万一他能治好小郡主呢？

**管家：**是，长公主，他这时正在路上了，应该很快就到了。

**旁白：**这时，钱乙刚好到了。

（钱乙因为醉酒，晃晃悠悠地走进来……）

**驸马：**（生气）什么人？！你知道这是什么地方吗？醉酒来给小郡主医治疾病。给我拉下去狠狠地打。

**钱乙：**别急啊，先把小郡主抱出来让我看看，别耽误了给孩子看病。

**驸马：**你喝成这样还能看什么病？！

**钱乙：**快把孩子抱出来看看。

**长公主：**把小郡主抱出来。

（小郡主被仆人抱了出来。）

（钱乙摸了摸小郡主的额头和喉咙）。

**驸马：**（愤怒）你干什么呢！

**钱乙：**诊病啊。这孩子没事，很快就会出疹子，出了疹子就好了。

**驸马：**（十分生气）我女儿患的是泻痢，和出疹子有什么关系？来人，把这个乡下土郎中给我轰出去！

**长公主：**一个醉汉在这里胡说八道，谁推荐来的，跟着一起挨打。

**钱乙：**慢着，如果我诊错了，要杀要剐随你们，别连累老管家；如果我诊对了，你们还把我打了，是不是说不过去了？不如我们一块看看小郡主到底能不能出疹子。

**长公主：**把孩子抱下去，别吓着孩子。给我狠狠地打。

（驸马是个习武之人，直接给钱乙一顿暴打。）

**仆人：**（跑出来喊人）小郡主出疹子了！

（长公主和驸马一同跑进屋内看孩子。）

**管家：**（对钱乙说）让你受委屈了。

**钱乙：**没事，我给她开个方子，吃了药就彻底好了。

（开好方子后。）

**钱乙：**我就不在这久留了，免得大家尴尬。

（管家和钱乙一同出门。）

**旁白：**服药几天后，小郡主的病果然好了。公主和驸马拜服之余，授予钱乙“翰林医学士”一职，就这样，钱乙以非同凡响的医术敲开了御医院的大门。

**重要人物介绍**

钱乙是中国医学史上第一个著名儿科专家，他撰写的《小儿药证直诀》是中国现存的第一部儿科专著。它第一次系统地总结了小儿疾病的辨证施治法，使儿科自此发展为一门独立的学科。后人视《小儿药证直诀》为儿科的经典著作，把钱乙尊称为“儿科之圣”“幼科之鼻祖”。

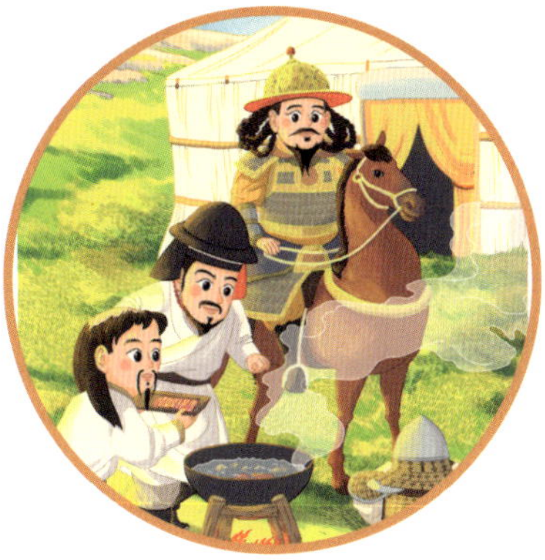

第九章

# “诈马宴”和“涮羊肉”

主要角色

忽思慧：元代饮膳太医，一位很有成就的营养学家，在我国食疗史以至医药发展史上占有较为重要的地位。

忽必烈：元朝开国皇帝，成吉思汗之孙。

次要角色

探马赤军（先锋军）1 名，功臣若干，宫女若干，帮厨若干。

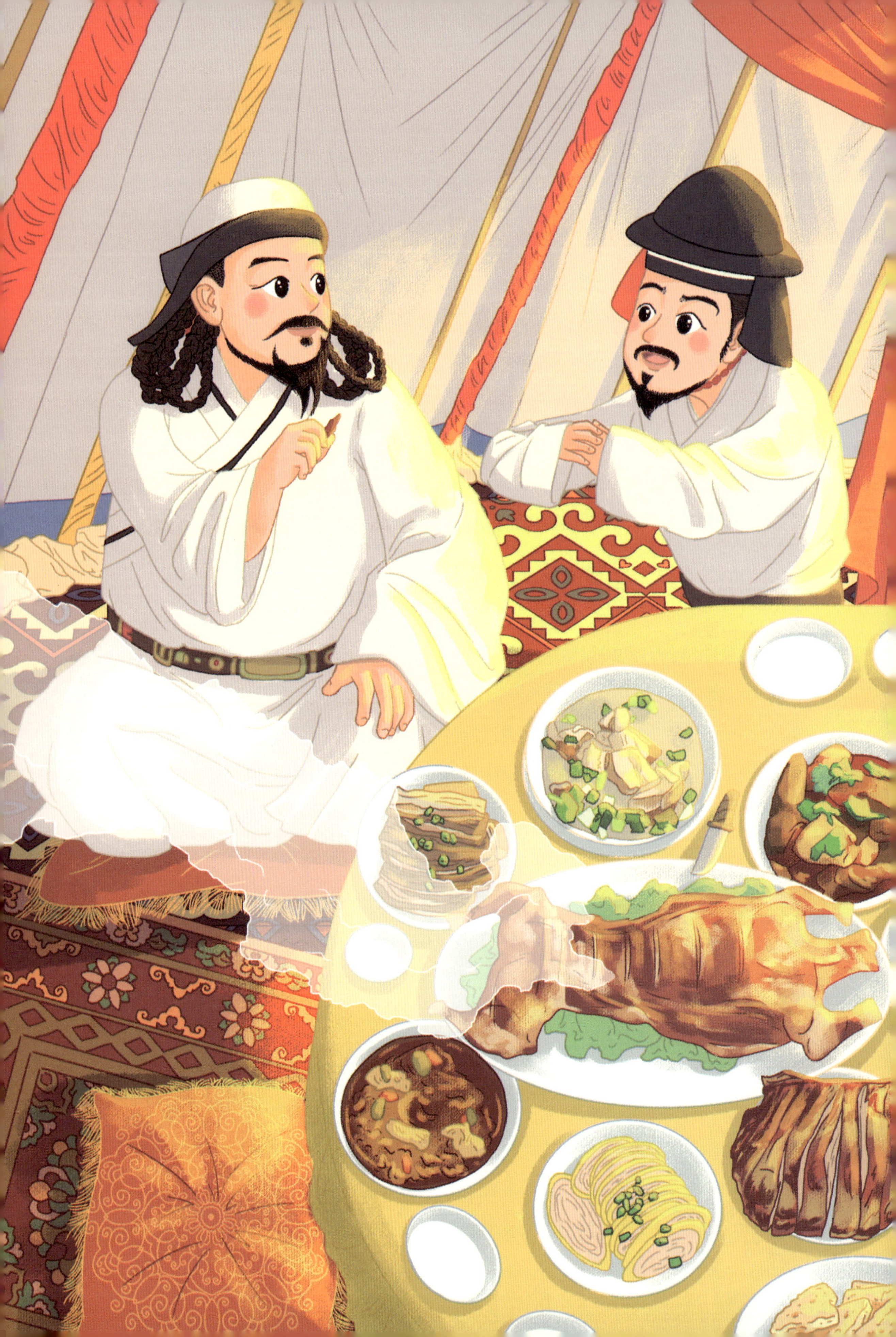

## 第一幕

## 诈马宴

地点：元上都（今内蒙古自治区锡林郭勒盟正蓝旗上都镇）宫殿里

**旁白：** 忽必烈在元上都称帝不久，有一天，举行了一次大型的国宴。宴会的嘉宾是辅佐忽必烈打天下的功臣们，大家觥筹交错、喜笑颜开。在国宴上，身为饮膳太医的忽思慧专门为皇帝上了一道新式全羊肉。

（宫女们将一道新式全羊肉端上桌。）

**忽必烈：**（见之，十分诧异）忽思慧，你给朕进的这是什么膳？

**忽思慧：**（急忙跪拜而道）回禀皇上！这是在下专为皇上特制的新制羊肉，请皇上先品尝一口。

**忽必烈：**（拿出蒙古刀割了一块羊肉，吃了以后连连说）不错！好吃，好吃。

**忽思慧：**请皇上赐名。

**忽必烈：**你是怎么做的?

**忽思慧：**过去我们蒙古人做全羊，羊毛是被烧掉的，这次我把羊毛用滚烫的开水烫掉了。制作的时候，用武火烧沸，再改用文火熬煮，并加了一些山珍海味。

**忽必烈：**（兴奋地赐名）好哇，那就叫它“烫全羊”吧！来，大家都尝尝。

（功臣们纷纷尝了一块烫全羊，点头称赞。）

**旁白：**就在此次国宴上，忽必烈敕封忽思慧为太医。烫全羊，蒙古语叫“诈马”。从此以后，元代的皇帝每到秋季必在元上都举行一次“诈马宴”。

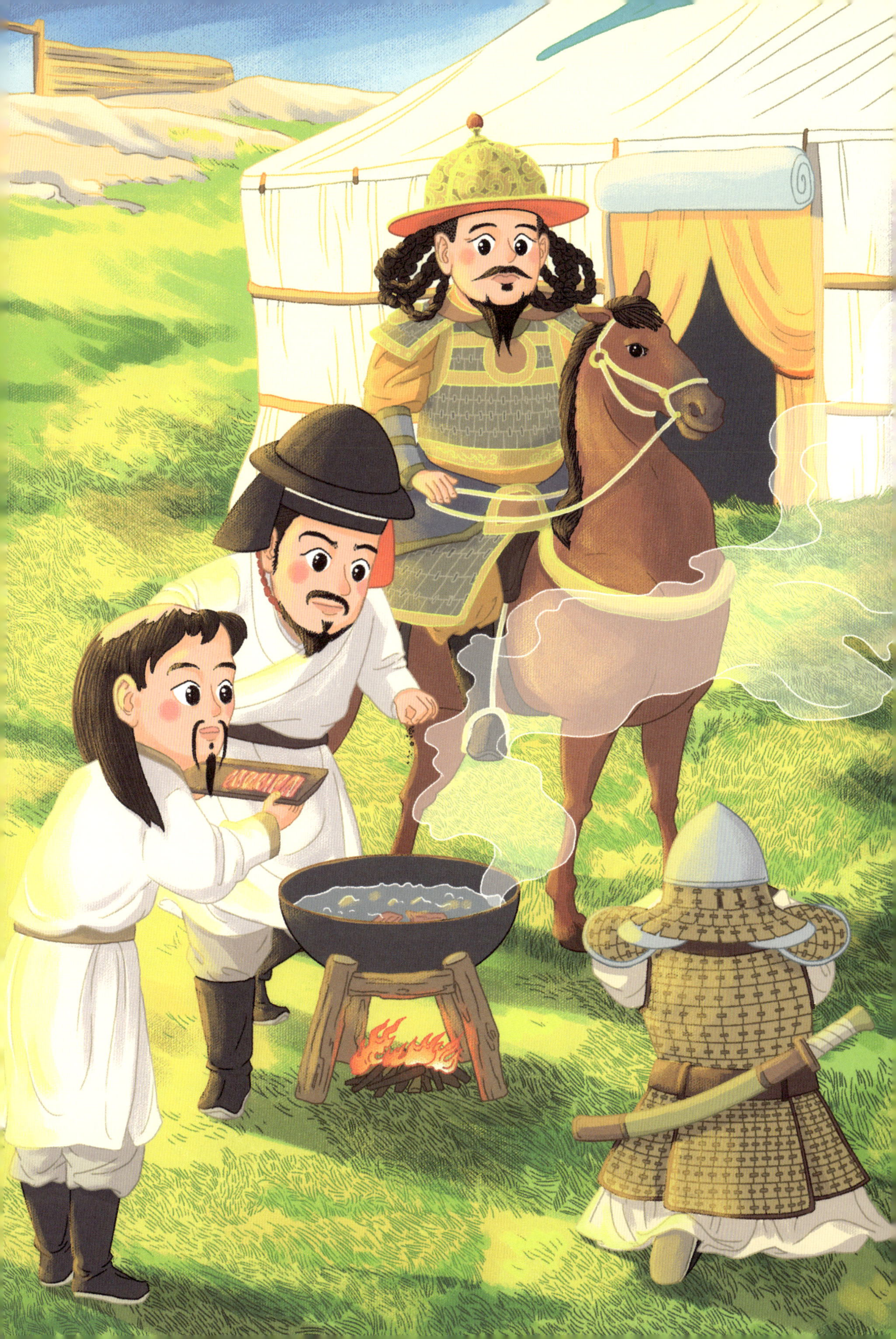

# 第二幕

## 涮羊肉

地点：战场上

**旁白：** 在一次战争中，忽必烈经过一场激战后，人困马乏，饥肠辘辘。他心血来潮想吃家乡菜肴清炖羊肉。厨师急忙烧火煮水，宰羊剥皮，剔骨割肉。正在这时，探马赤军突然前来飞报。

**探马赤军：**（急忙跑进军营）报！敌军大队人马铺天盖地而来，仅距驻地不足十里！

**忽必烈：**（饥饿难忍的忽必烈很懊丧，但兵贵神速）全军出击！（他一面给部队下命令，一面喊着）羊肉！羊肉！

**旁白：**眼看就要到嘴的清炖羊肉泡了汤。这时，太医忽思慧急中生智，亲自下厨。

**忽思慧：**（来到忽必烈面前）可汗，别急，我来给你做。

（忽思慧进了厨房，亲自动手。）

**忽思慧：**（边做羊肉，边指挥手下人）给我选一块纯精肉。

**帮厨：**是。（很快递过来一块上等的纯精肉）

（忽思慧飞快地将羊肉切成薄片，投入沸水中搅拌几下，待肉色一变，便捞入碗中，撒上细盐、葱花和姜末，给忽必烈奉上。）

**忽思慧：**可汗，尝尝这道菜合口味吗？

**旁白：**忽必烈正馋得慌，便狼吞虎咽，接连吃了几碗，感到肉质格外鲜嫩。

地点：庆功酒宴上

**旁白：**战后筹办庆功酒宴时，忽必烈特意点了战前吃的那道羊肉片。

**忽必烈：**忽思慧。

**忽思慧：**臣在。

**忽必烈：**作战那天，你给朕做的是什么羊肉？朕从未吃过，但是味道极好，鲜嫩可口。

**忽思慧：**可汗，那就是您平时吃的纯精肉。但是平时的做法费时比较长，那天为了让您上战场前尽快吃到，臣将羊肉切成薄片，开水一烫就熟了。保留了羊肉的原味，吃起来多汁香美。

**忽必烈：**好啊，好啊，还是你聪明。今天庆功宴，让大家都尝尝。

**旁白：**于是，忽思慧马上去厨房准备菜肴，很快便端上了一盘盘鲜肉、一口烧着碳的大锅和装着各种调料的小碗。

**忽必烈：**这是什么意思，忽思慧？

**忽思慧：**可汗，这道菜吃的就是热、嫩、鲜美的原味。今天这么多人，如果从后厨做好再上菜，势必会失去它的魅力。不如大家自己涮肉，自己调料，按照自己的口味来，喜欢葱花多加点葱花，喜欢韭菜多加点韭菜。

**忽必烈：**好！好！就这么吃！

**旁白：**大臣们第一次吃到这样的美味，都吃得很开心，纷纷点头称赞。

**忽必烈：**哈哈哈，大家都吃得怎么样啊？

**功臣们：**好！太好吃了！

**忽必烈：**赏！重赏忽思慧。

**忽思慧：**可汗，这道菜还请可汗赐名。

**忽必烈：**嗯，就叫它“涮羊肉”吧。

**忽思慧：**（跪谢）谢可汗！

## 重要人物介绍

忽思慧是我国元代著名的饮食文化学者，著有饮食文化专著《饮膳正要》一书。元世祖忽必烈极爱药膳，忽思慧是他的随身太医，每年随从皇帝巡幸于上都和大都（今北京市市区）之间。所以，忽思慧不仅时常为皇帝制作药膳，同时也长期从事我国饮食学的传统文化研究。

忽思慧在其《饮膳正要》一书中总结了我国几千年来帝王皇宫所进食谱，不但继承了我国自古就有的饮食疗病的传统，而且发展了中医“药食同源”的理论，第一次结合中原农耕饮食文化与北方草原饮食文化，编出南北结合的蒙汉饮食配方。蒙古族历来以牛羊肉为其主食，叫作“手抓肉”，但忽思慧为忽必烈制作饮膳的时候，发展了蒙古族传统食谱“手抓肉”，使牛羊肉的加工变得更加细腻，并且使它具有“食疗”（药膳）作用。忽思慧的成就在我国食疗史与医药发展史上占有较为重要的地位，他编撰的《饮膳正要》具有较高的学术与史料价值，值得我们重视与深入研究。

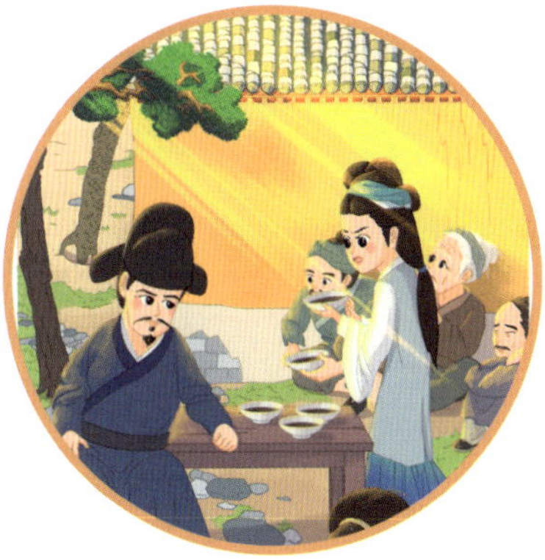

第十章

# 女医

主要角色

谈允贤：明朝女医。
朱祁镇：大明皇帝。
瓦剌人大哥。

次要角色

丫鬟紫苏，住持，太监总管，小太监，刘太医，李太医，万供奉，瓦剌人，师太，尼姑们，大夫们，难民们。

# 第一幕

## 皇帝知晓黄河发大水

地点：皇宫内

**太监总管：**（慌慌张张跑进来）皇上！皇上！不好了，黄河发大水了！孙家渡、新乡两处决堤，开封、祥福、扶沟、通许等二十五地受灾。

（说完把信封递给皇上。）

**皇上：**（一边听太监总管讲话，一边接过打开的信封查看信件，十分忧思）沿河地区伤亡四千多人，还有五万人颠沛流离。这淮阳府的官是怎么当的？通知曹鼐即刻到文华殿议事，还有工部尚书、都水司主事全都传来。

**太监总管：**皇上，老奴还是想派东厂的人去河南。

**皇上：**怎么？你觉得事有蹊跷吗？

**太监总管：**老奴觉得那一带大堤是杨阁老亲自盯着人修的，竣工不过两三年，且年年花防汛银子维护着，怎么会突然决堤呢？密报里称，是天雷突击古树而使泥石山崩所致。老奴怎么想都觉得不对劲啊。

**皇上：**会不会是和太后有关？赶紧去查查。

**太监总管：**遵旨。

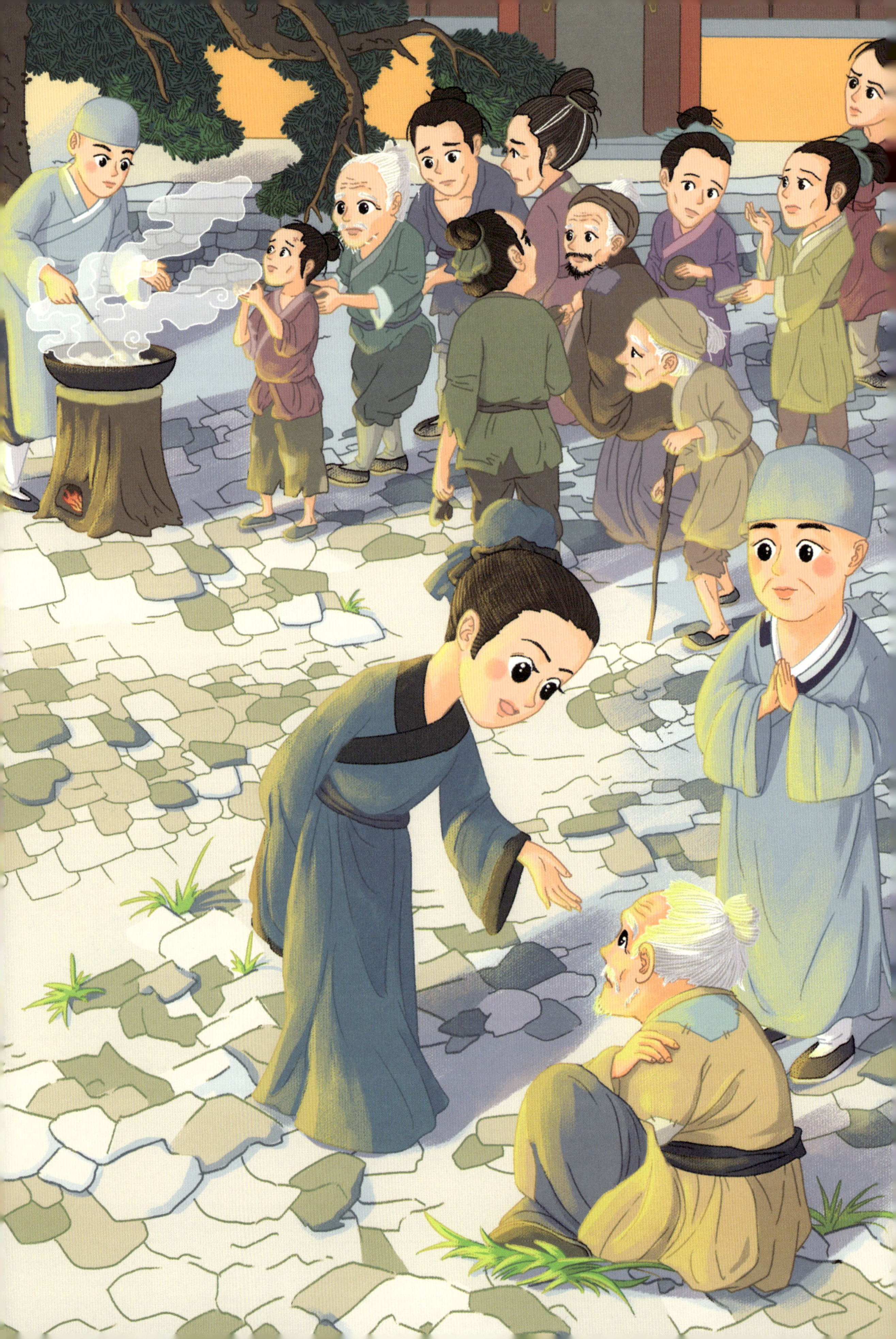

# 第二幕

## 霍乱来袭

地点：永庆庵

**难民们：**开门了，开门了，出来了，出来了。

**丫鬟紫苏：**（打着哈欠，看了一眼门外，直接关上门急急忙忙往里跑）小姐，小姐，庵外面来了好多人，个个凶神恶煞的，特别吓人。

**谈允贤：**（急忙跑出去）出去看看。

**难民们：**开门呐，开门呐，快开门呐，让我们进去吧。

**尼姑一：**外面站着这么多凶神恶煞的男男女女，也不知道是干什么的。

**尼姑二：**看样子肯定是土匪，山上下来的，我以前就见过，他们个个杀人不眨眼的。

**谈允贤：**应该不是土匪，他们手上没有刀，哪有打劫还带着女人和小孩的。

**师太：**允贤说的对，把门打开。

（众人鞠躬并开门，师太出门、行礼。）

**师太：**贫尼是永庆庵的住持，各位前来有何贵干呐？

**难民一：**（上前一步并跪下）师太，我们那儿遭了大水，大伙逃难至此，饿得实在走不动了，听说你们永庆庵有免费的粥饭，请师太发发慈悲施舍一点粥饭吧。

**众难民：**（跪下行礼）是啊师太，救救我们吧，给我们点吃的吧。

**师太：**都去帮忙吧。

（众尼姑们在磨药、煮药，谈允贤在诊脉。）

**丫鬟紫苏：**小姐，米和水都准备好了。

**谈允贤：**（走到粥锅旁边煮粥）紫苏你去帮小师傅一起拿碗来。

**旁白：**不一会粥煮好了，众人呼唤难民们喝粥。难民们一哄而上，谈允贤单独拿出一碗送给了小女孩，这时师太走过来。

**师太：**允贤呐，你看那个人好像有什么病？

**谈允贤：**师太，可能是疟疾，我去看一下。

**师太：**你别去，一个女孩子，过去不方便。

**谈允贤：**有什么不方便的，我之前不是已经给很多人看过病了吗？

**师太：**以前那些灾民都是附近的居民，事先我都和他们打过招呼，让他们不要出去乱说。可是现在都是逃难来的，我怕人多嘴杂，万一把消息传出去了，影响就不好了。

**谈允贤：**有了，我去找人借套男人的衣服来不就好了吗？

**旁白：**谈允贤跑走，去换衣服，换好衣服之后回来看了看难民的症状、诊脉、问诊。谈允贤走到其中一个男病人的旁边，给他诊脉。男人突然呕吐起来，旁边接连几个灾民呕吐起来。谈允贤思考了一会儿跑走，跟师太单独相处。

**师太：**什么？霍乱？

**谈允贤：**是，我原以为是疟疾，可诊过脉才发现不对劲，我数了数大概有几十人眼窝深陷，又吐又泻，秽物都像水一样，有的还带血，九成九是霍乱。

**师太：**霍乱，那可是大疫啊，我们做不了主。允贤，从今天开始，你不要再给他们治疗了，让庵里的人都回来，不要接近他们，我派人来处理这件事。你（说话的同时转向身旁的小尼姑）拿上我的令牌去京里，向皇上禀报此事。

**小尼姑：**是。

# 第三幕

## 皇宫里

地点：皇宫里

**小太监：**启禀皇上，现在满城都是瘟疫，百姓们死的死，伤的伤。

**皇上：**赶紧传顺天府尹见朕，还有太医院的人。

**小太监：**是，皇上。

# 第四幕

## 太医院

地点：太医院

**旁白：**两位太医院首领召集众太医们讲话。

**刘太医：**京城之中已有染疫者出现，皇上下了旨意，我等必须严防死守，尽快将恶疫控制住。

**李太医：**刚才我已经跟刘大人商量过了，刘大人来负责内宫、六部，还有三品以上官员家中的救疫事宜。会同惠民药局对于城内民众的救疫事宜，则由本官来负责，尔等也要分成两组，从今天开始日夜轮值，务必要将恶疫铲出京城。

**众太医：**遵命。

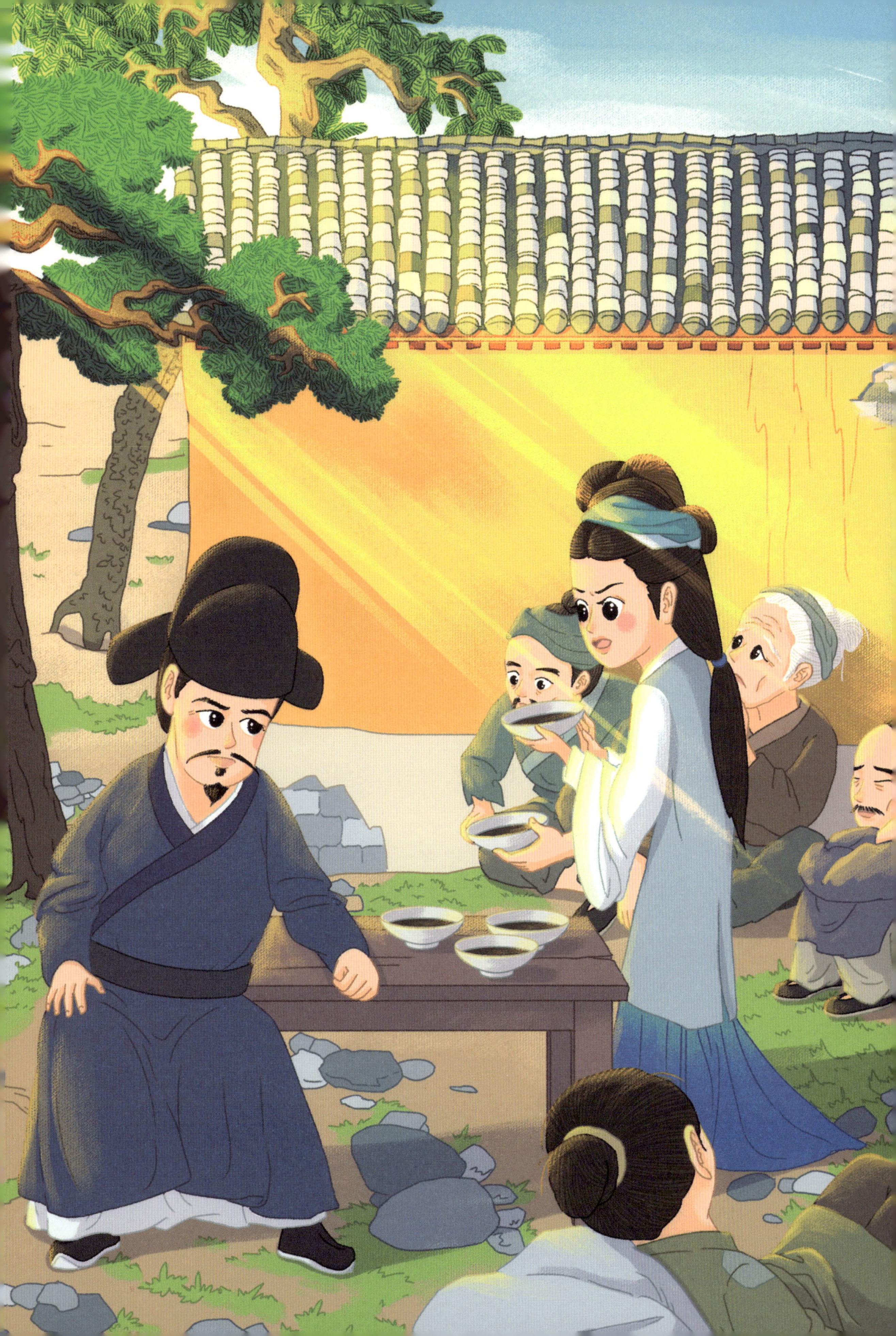

# 第五幕

## 永庆庵

地点：永庆庵

**旁白：**庵内百姓上吐下泻，一片哀号。

**谈允贤：**紫苏，把陈皮、麦冬、藿香叶这几样给我，我着急用。

**丫鬟紫苏：**好。

**谈允贤：**这么多的病人，我怎么救得过来啊。

**小尼姑：**谈大夫，惠民药局的人来了。

**万供奉：**哎，是谁让你给他喝姜汤的？

**谈允贤：**是我，有什么不对？

**万供奉：**你是谁啊？从哪来的？这帮病人得的是霍乱，那是暑湿夹滞，互阻中焦，本来就郁热难解，怎么还能用燥热的生姜呢？

**谈允贤：**供奉有所不知，您来之前这里的病人实在是太多了，庵里的药早就用光了，学生无奈之下才用生姜煮酒汤给他们缓解症状，这也是我从其他地方学到的方子。

**惠民药局大夫：**（不屑一顾）哼，用酒加生姜可以治霍乱，你是从哪儿弄来的方子？

**谈允贤：**这是一个药婆告诉我的药方，她已经用这个方子救活了很多人。

**万供奉：**你这不是胡闹吗？作为大夫怎么能跟药婆为伍呢？是，生姜是可以止呕吐，但是没听说过可以止泻啊，你有没有学过《金匮要略》啊？这半夏、生姜……

**谈允贤：**（出言打断并指向别处）供奉，那边那几位喝了生姜煮酒汤之后腹痛抽筋的症状已经减轻了不少，我刚才已经说了，用生姜只是临时无奈之举，更何况这儿的霍乱也不都是因为暑湿而起的，他们的呕吐之物腐臭，加之舌苔黄燥，这都是暑热之象，用生姜解秽止呕有何不可？

**万供奉：**医书上明明写着生姜和肉桂都是燥热之物，得了霍乱之人服之必死。

**谈允贤：**可是他们并没有口渴，也没有伏热之象，情急之下用生姜，为什么不行？供奉，现在不是争论医理的时候，这几位喝了生姜煮酒汤之后并没有大碍，供奉大可以另开新方，学生还急着去救其他人，失陪了。

**旁白：**谈允贤带着其他大夫，边走边安排着工作。

**谈允贤：**这边大概需要三位大夫。万供奉，这里就先交给你了，其他大夫请跟我来。

**万供奉：**我们是朝廷命官，凭什么听一个女人指挥。

**小尼姑：**请您不要乱说话，有任何不满请跟我们住持说去。

**谈允贤：**大娘，您让孩子把这药喝了。

**丫鬟紫苏：**小姐，咱们的药又不够了。

**谈允贤：**啊？那么大一匣子都没了？

**丫鬟紫苏：**你看看咱们这里添了多少人，附近的村民听说咱们这里能治病，全都拖家带口地过来了，我看这些大夫很快就撑不住了。

**谈允贤：**待会儿药一没又要闹起来了，你帮我在这里看着，我去问问静慈师太该怎么办。

**旁白：**谈允贤猛地站起来，天旋地转，马上要晕倒了，这时皇上过来了，并且扶住了她，把谈允贤抱到了厢房里。

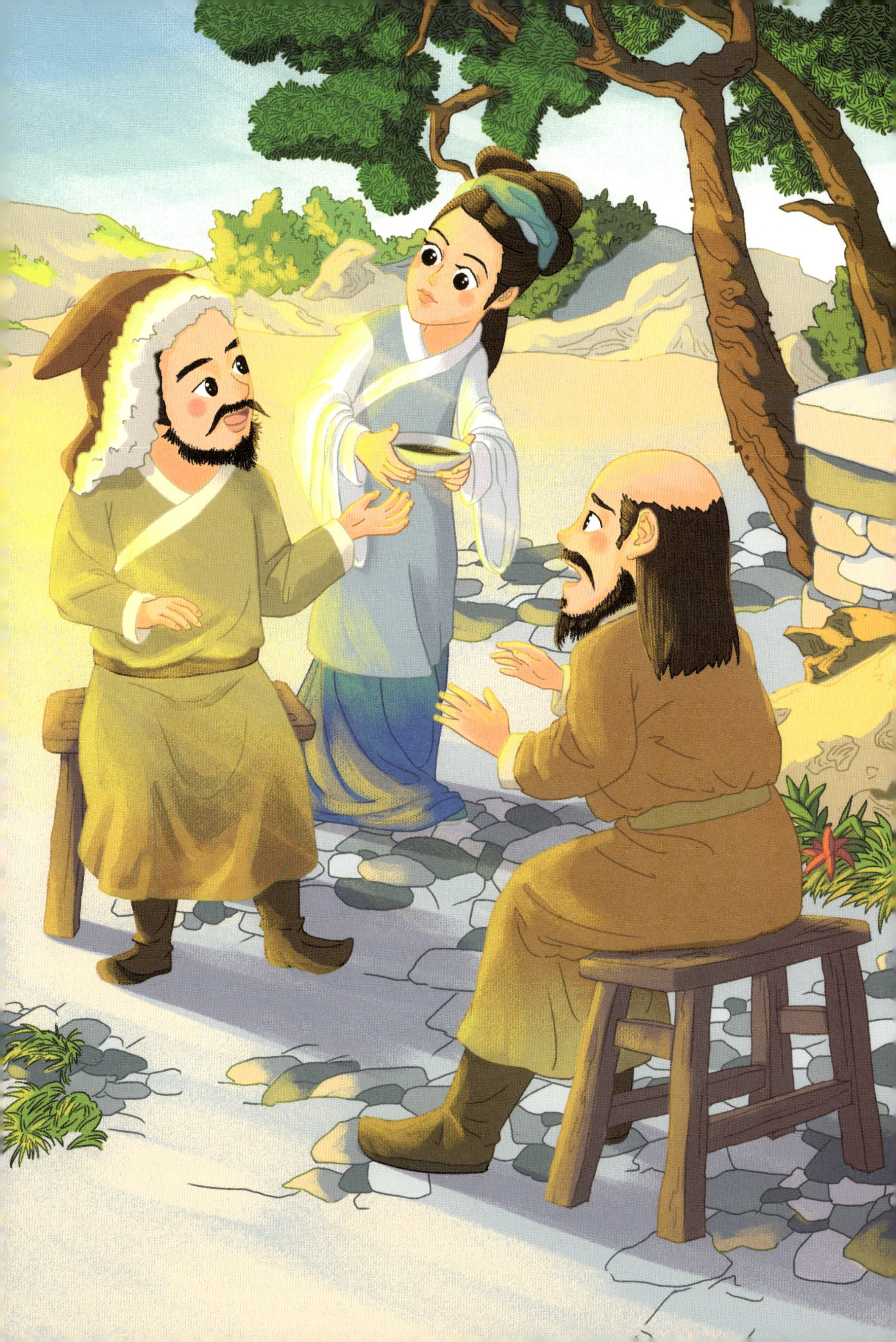

# 第六幕

## 厢房里

地点：厢房里

**丫鬟紫苏：**你放开，放开我家小姐，男女授受不亲。

**皇上：**授受不亲？什么授受不亲的，她都饿晕了还授受不亲。

**丫鬟紫苏：**她说太忙了没时间吃饭。

**皇上：**那你明知道你家小姐爱多管闲事，你为什么不好好照顾她呢？

**丫鬟紫苏：**我错了。

**皇上：**你那里不是有什么桂花蜜吗？拿点出来给她吃。

**旁白：**这时静慈师太进来了。

**师太：**不用了，我已经找人去弄米汤了，这儿没你事了，出去吧。阿弥陀佛。

**旁白：**谈允贤休息了一会儿就出来了。

**皇上：**哎，你出来干什么？

**谈允贤：**我没事了，就出来帮个忙。

**师太：**允贤，你回去休息吧，这里已经有十几个大夫了，而且药也送过来了，不差你一个人。

**谈允贤：**现在病人这么多，就算再有十个大夫也不够用，我哪能不管呢，师太放心，我真的已经没事了。

**旁白：**夜晚，来了群瓦剌人，其中一位得了霍乱，昏迷不醒，谈允贤收治。

（第二天。）

**谈允贤：**他怎么样了？

**大夫：**吐了两次，但是今天早上烧是退了些。

**谈允贤：**（诊脉）他是因为吐泻太重，阴液干枯，所以才会亡阳脱液，现在只能继续喝四逆加人参汤，等元气恢复了再调方子。你们先盯着他，要是病情再有什么变化，马上过来告诉我。

**大夫：**好。

**旁白：**允贤去煎药，不一会儿瓦剌人急急忙忙跑过来对谈允贤讲话。

**瓦剌人：**谈大夫，我大哥他醒来了，但是醒来了就不停地抽搐，你快过去看看吧。

（谈允贤拿着药箱跑过去看。）

**谈允贤：**帮我压着他。拿针给我。

**丫鬟紫苏：**好。

**谈允贤：**紫苏，你去那边要一些鸡舌香散过来，没有的话，丁香、甘草也可以。

**丫鬟紫苏：**好。

**旁白：**谈允贤施针，瓦剌人渐渐停止抽搐，清醒过来。

**瓦剌人大哥：**谢谢你啊，大夫。

**丫鬟紫苏：**不行啊小姐，他们还是不给药。

**瓦剌人：**谁啊？好大的胆子。大哥，我去给你抢过来。

**谈允贤：**不行啊，不能这么莽撞，要是你们相信我，就算是不用他们的药，我也有八成的把握治好你。

**瓦剌人大哥：**没关系，我的命都是你救的，你想怎么做都可以。

**谈允贤：**好，我们走。

**旁白：**谈允贤带着紫苏来到了墙角，挖了个土坑并倒了些水进去，等水澄清了就打出来。谈允贤到农民的鸡舍里取了点鸡屎，和在一起，给瓦剌人大哥。

**谈允贤：**把它喝了。

**瓦剌人：**欸，等等，你让我大哥喝这个？这可是鸡粪啊。

**谈允贤：**对啊，鸡粪上白的东西叫鸡屎白，它利水、泻热、祛风，加上这阴中之阴的地浆水，药效绝对不会比那些专治霍乱的药差多少。

**瓦剌人：**地浆水，你看这边上，这还有泥呢。这不会是从泥坑里边拿出来的吧。

**谈允贤：**你别管它从哪里来，能治病就行。

**瓦剌人大哥：**（一饮而下）信人不疑，我说过把自己的命交到你手里就不会食言。

**旁白：**经谈允贤医治之后，瓦剌人大哥果然大好。在众人的努力下，疫情渐渐平息。

## 重要人物介绍

谈允贤生于明天顺五年（1461），其祖父谈复、祖母茹氏为当时名医，伯父谈经官至户部主事，父亲谈纲官至南京刑部主事，母亲钱氏，还有一弟谈一凤。谈允贤自小聪慧，祖母就让她学医。她在祖母的教导下学会医术，祖母去世前将一生所收集、编写的药方医理都传给了谈允贤。后谈允贤嫁杨姓男子为妻，婚后不久便气血失调，就自我诊治、试药，后来生了三女和一子杨濂，每当子女有病，她都亲自为他们诊治。直至其祖母去世，她才真正在外行医。谈允贤依照祖母的嘱咐，开始为人医病。一些女性患者，患了妇科或外科疾病，不愿让男医生诊视，就纷纷来找她医治，每每获得奇效。

在当时的封建社会中，许多上流社会的妇女，因男女之防不愿请男医生诊治，常常发生贻误病情的情况。谈允贤女医的名声使这些妇女纷纷找她治病，在许多成功的案例后，谈允贤的名声也渐渐地传遍各地。明嘉靖三十五年（1556），谈允贤病逝，享年九十六岁。

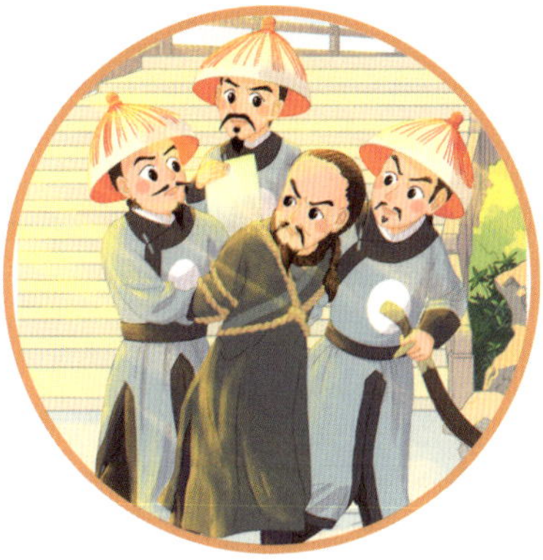

第十一章

# 济世丹心

主要角色

傅　山：生于明末清初，别号朱衣道人。

薛宗周：傅山的同学，袁继咸的学生。

傅山母亲。

傅山儿子。

次要角色

袁继咸：傅山的老师，明朝山西按察司提学佥事。

病人夫妇，士兵若干，送信人 1 名，傅山的同学们 10 人左右。

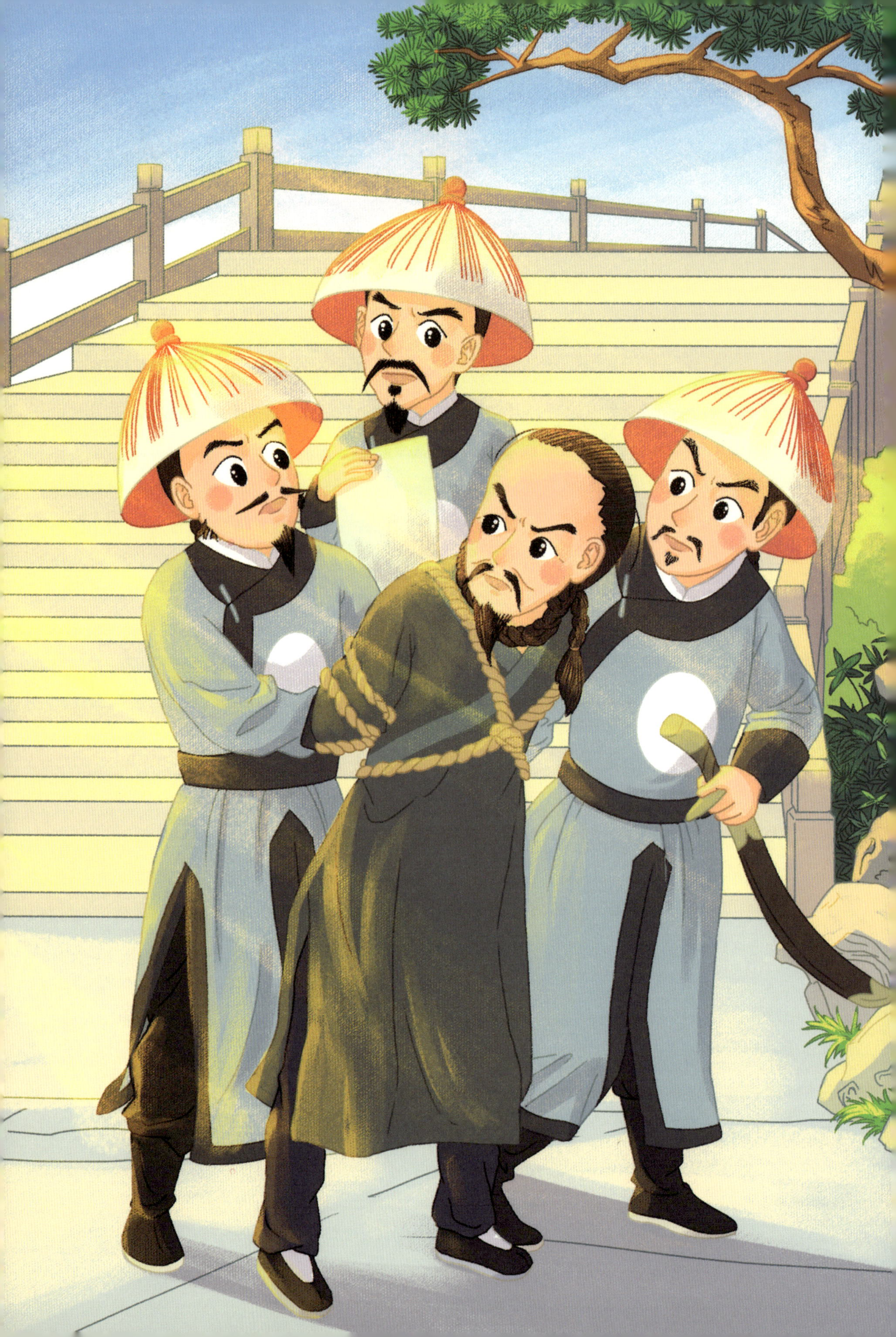

# 第一幕

## 反清复明

地点：山西傅山家中

**旁白：** 明清易代之际，傅山三十七岁，是当打之年。挂在煤山槐树上的那具皇帝尸体，对遗民们是一种无刻不在的道德鞭打——不惜一切代价，也要打赢胡虏人。

**薛宗周：**（从外面跑进来，气喘吁吁）傅山，老师被抓了。

**傅山：**（很着急）什么？什么时候的事？

**薛宗周：** 就今天，街上都传开了。说老师太敢说了，惹怒了温体仁。

**傅山：** 温体仁不是什么好东西，我们大明就毁在这种人手里了。

**薛宗周：**你少说几句吧，你跟老师一样疾恶如仇，小心惹来麻烦。

**傅山：**我不怕什么麻烦，来抓我吧，我倒要让那些狗官知道知道百姓是怎么恨他们的。

**薛宗周：**你现在该做的应该是想办法把老师救出来。

（傅山开始思考，在家中踱步。）

**傅山：**宗周，问问身边认识的人有没有要置办土地、家具的。

**薛宗周：**你什么意思？

**傅山：**救老师要用钱啊。

**薛宗周：**那你家人还活不活了？

**傅山：**我家中只有老母、儿子和我三人，好说，也用不了那么多土地和家具，都卖了。

**旁白：**傅山变卖了很多家产后，组织了一百三十多名同学，赶到京城申冤。他们到处散发揭帖，揭露真相，希望能够上达天听。经过半年多的努力，冤案终得大白，袁继咸被重新起用。作为这次学生运动的头领，傅山和他的同学薛宗周很快被称为“二义士”，名闻天下。

（傅山等人在京城街头张贴海报，揭露袁继咸被捕真相。

旁白念到“冤案终得大白”时，傅山等人跳起来欢呼。）

**旁白：**但是好景不长，明朝灭亡了。

（傅山和三五好友围坐在桌前，喝得烂醉。）

**傅山：**我们的国家不在了。从此，我们变成了流浪者。

**薛宗周：**清军打入山西，你我都不能苟活。

**傅山：**（作诗一首）三十八岁尽可死，栖栖不死复何言？怕眠谁与闻鸡舞，恋着崇祯十七年。

**旁白：**三天后，傅山收到了一封来自狱中的信。

**送信人：**傅山，你的信。

（傅山和薛宗周急急忙忙跑出去接信。）

**薛宗周：**（看着信）是老师寄来的。

**傅山：**（打开信，念）晋士门下知我者甚深，不远盖棺，断不敢负门下之知，使异日羞称袁继咸为友生也。

**薛宗周：**老师被俘虏了。

**旁白：**由于袁继咸不投降，在狱中很快就被杀了。袁继咸的死，对傅山触动很大。傅山便带着儿子和母亲开始了一段辗转各地宣传反清复明的生活。

**傅山的母亲：**儿子，你尽管去做你想做的事情，孙子有我照顾。

**旁白：**母子连心，今天傅山出门前，母亲好像预感到了什么，跟傅山说了这句话。果然，那天早晨出门的傅山，没有回来。顺治十一年（1654）六月，傅山突然被捕，成了太原府监狱的囚犯。原来，受南明政权指派到北方发动反清起义的宋谦，被捕后供出了傅山。明亡后，傅山做了道人，身穿红色道袍，自号朱衣道人。宋谦对傅山的字号、年龄、衣着等信息一清二楚，于是清廷派兵抓人。凭宋谦的口供，清廷判傅山谋反死罪毫无问题。傅山的母亲也已做了最坏的准备，她对傅山的朋友们说："道人自然当有今日事，即死亦分，不必救也。"出人意料的是，傅山入狱一年后，竟然获释出狱。他的朋友们全力营救，八方疏通，还是起了作用。出狱后，傅山却陷入了精神上的痛苦之地，无法自拔。

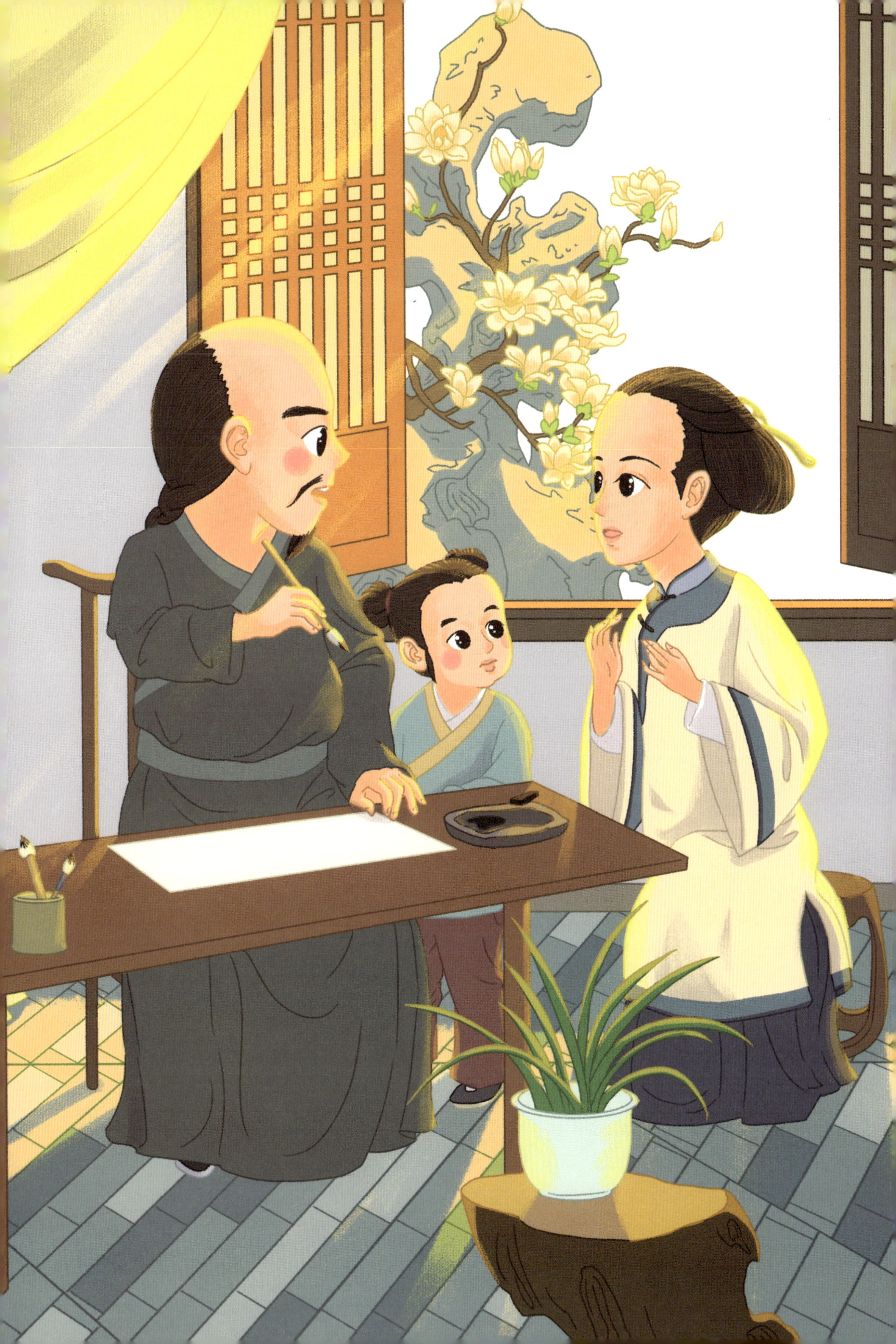

## 第二幕

# 治病救人

地点：山西

**旁白：**我们知道傅山有个儿子，却从没听过他妻子的故事。傅山二十二岁结婚，与妻子相濡以沫、琴瑟和鸣，两年后生下一个儿子，一家三口的生活，幸福美满。但是好景不长，傅山的妻子在婚后第五年生病，无人能医治，于是去世了。傅山因此非常悲痛，决心钻研医术，尤其是女科。

**傅山：**（对着儿子说）孩子，你今年六岁了，你的母亲已经去世三年了。

**傅山的儿子：**（点了点头）父亲，孩儿虽小，但深知思母之痛。这些年我随父亲医治了很多阿姨婶婶的病，知道父母养儿的不易。

（傅山欣慰地抱着儿子。）

（突然有人敲门。）

**傅山的儿子：**（向门的方向跑去）我来开门。（打开门）阿姨，你找谁？

**病人：**我来找傅山先生看病。

**傅山的儿子：**阿姨快请进。

**傅山：**（看到病人）你有什么病？

**病人：**先生，我结婚八年了，没有孩子。现在我的丈夫想抛弃我，我的婆婆嫌弃我，邻居也都嘲笑我（说着就哭了）。

**傅山：**别哭，我来看看你的舌头，号号你的脉。

（等病人心情平静后，傅山将手搭在病人的手腕上，思考了一会儿。）

**傅山：**你这病，能治。

**病人：**（眉头舒展，仿佛看到了光）谢谢先生！我该怎么办。

**傅山：**你这是脾胃之气不充足导致的。我教你怎么让气息通达到脏腑。

**病人：**好好好！

**傅山：**每天早晨，你找个安静的地方，盘腿坐下，闭上眼睛，双手握在一起，把注意力放在肚脐上。深呼吸，先吸后呼，呼吸调整平稳后，舌头抵住上腭，不呼气也不吸气，保持一会儿……

**旁白：**过了二十分钟，傅山将这套功法教给了病人，病人便回家。大约过了三个月。这个病人带着家人一起来了。

**病人：**傅山先生，我有喜了。

**病人的丈夫：**谢谢先生，您是神医，您让我家有了后代子嗣。

**傅山：**不用谢，治病救人是医者的职责。

## 重要人物介绍

袁继咸，是明末海内咸知的耿直之臣，提学山西时，以“立法严而用意宽”的精神宗旨整顿三立书院学风，不拘一格，选拔人才。他极重视文章、气节的教育，对傅山影响颇深，傅山亦以学业精湛、重节气得意于袁氏门下。袁继咸曾在朝为兵部侍郎，因为官清廉，为人耿直，敢于直言，得罪张孙振，被贬为山西提学。崇祯九年（1636），山西巡按御史张孙振，捏造罪名诬告袁继咸，陷其京师狱中。傅山为袁继咸鸣不平，与薛宗周等联络生员百余名，联名上疏，步行赴京为袁继咸诉冤请愿。他领众生员在京城四处印发揭贴，申明真相，并两次出堂做证。经过长达七八个月的斗争，方使袁继咸冤案得以昭雪，官复武昌道。袁继咸冤情得雪之日，张孙振亦以诬陷罪受到谪戍的惩罚。这次斗争的胜利，震动全国，傅山得到了极高的荣誉和赞扬，名扬京师乃至全国。

袁案结束后，傅山返回太原。他无意官场仕途，寻城西北一所寺庙，辟为书斋，悉心博极群书，甚至连佛教、伊斯兰教、天主教经典都精心览读，掌握了丰富的知识。崇祯十六年（1643），傅山受聘于三立书院讲学。未几，李自成起义军进发太原，傅山奉陪老母辗转于平定嘉山。不久，起义军、清军先后攻占北京，明亡。傅山闻讯写下“哭国书难著，依亲命苟逃”的悲痛诗句。为表示对清廷剃发的反抗，他拜寿阳五峰山道士郭静中为师，因身着红色道袍，遂号“朱衣道人”，别号“石道人”。朱衣者，朱姓之衣，暗含对亡明的怀念；石道者，如石之坚，意示决不向清朝屈服。可见，傅山出家并非出自本心，而是借此作为自己忠君爱国、抗清复明的寄托和掩护。

清军入关建都北京之初，全国抗清之潮此起彼伏，气势颇高，傅山渴望南明王朝日益强大，早日北上驱逐清王朝，匡复明室，并积极同桂王派来山西的总兵官宋谦联系，密谋策划，积蓄力量，初定于顺治十一年（1654）三月十五日从河北武安五汲镇起义，向北发展势力。然而，机事不密，宋谦去武安不久，即被清军捕获，并供出了傅山。于是傅山被捕，关押在太原府监狱。羁拘期间，傅山矢口否认与宋谦政治上的关系，即便是严刑逼供，也只说宋谦曾求他医病，遭到拒绝，遂怀恨在心。一年之后，清廷不得傅山口供，遂以"傅山的确诬报，相应释宥"的判语，将他释放。

傅山出狱后，反清之心不改，大约在顺治十四至十六年间（1657—1659），曾南下江淮察看了解反清形势。当确感清室日趋巩固，复明无望时，返回太原，隐居于城郊僻壤，自谓"侨公"，那些"松侨""侨黄"的别号就取于此后，寓意明亡之后，自己已无国无家，只是到处做客罢了。他的"太原人作太原侨"的诗句，正是这种痛苦心情的写照。康熙二年（1663），参加南明政权的昆山顾炎武寻访英雄豪杰，来太原找到傅山，两人抗清志趣相投，结为同志，自此过从甚密。他们商定组织票号，作为反清的经济机构。以后傅山又先后与申涵光、孙奇逢、李因笃、屈大筠以及王显祚、阎若璩等坚持反清立场的名人和学者多有交往。尤其是曾在山东领导起义的阎尔梅也来太原与傅山会晤，并与傅山结为“岁寒之盟”。王显祚见傅山常住土窑，特为他买了一所房院，即今太原傅家巷四号院。

清初，为了笼络人心，泯除亡明遗老们的反清意识，康熙帝在清政府政权日益巩固的康熙十七年（1678）颁诏天下，令三品以上官员推荐“学行兼优、文词卓越之人”，并许下“朕将亲试录用”之言。给事中李宗孔、刘沛先推荐傅山应博学宏词试，傅山称病推辞，阳曲知县戴梦熊奉命促驾，强行将傅山招往北京。至北京后，傅山继续称病，卧床不起。清廷宰相冯溥并一干满汉大员隆重礼遇，多次拜望诱劝，傅山靠坐床头淡然处之。他既以病拒绝参加考试，又在皇帝恩准免试、授封“内阁中书”之职时仍不叩头谢恩。康熙皇帝面对傅山如此之举并不恼怒，反而表示要“优礼处士”，诏令“傅山文学素著，念其年迈，特授内阁中书，着地方官存问”。

傅山由京返并后，地方诸官闻讯都去拜望，并以内阁中书称呼。对此，傅山低头闭目不语不应，泰然处之。阳曲知县戴氏奉命在他家门首悬挂“凤阁蒲轮”的额匾，傅山凛然拒绝，毫不客气。他仍自称为民，避居乡间，同官府若水火，表现了自己“尚志高风，介然如石”的品格和气节。

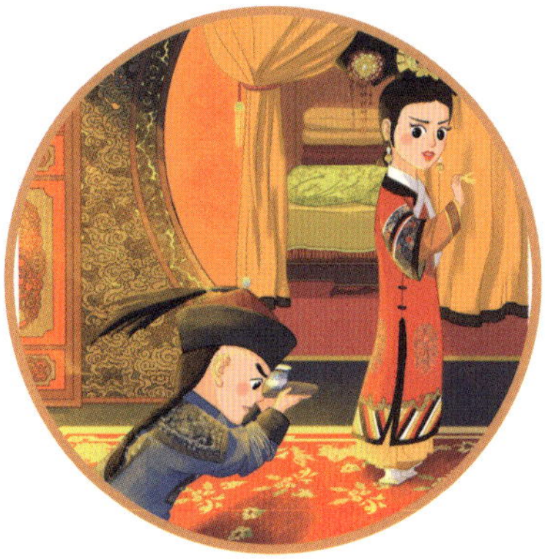

第十二章

# 医道

## 主要角色

叶天士：清朝神医。
康　熙：清朝皇帝。
皇　后：康熙的妻子。
叶夫人：叶天士的妻子。

## 次要角色

清朝大臣（制台大人），御医们，将军崔七，叶天士徒弟们，百姓若干，仆人若干，太监。

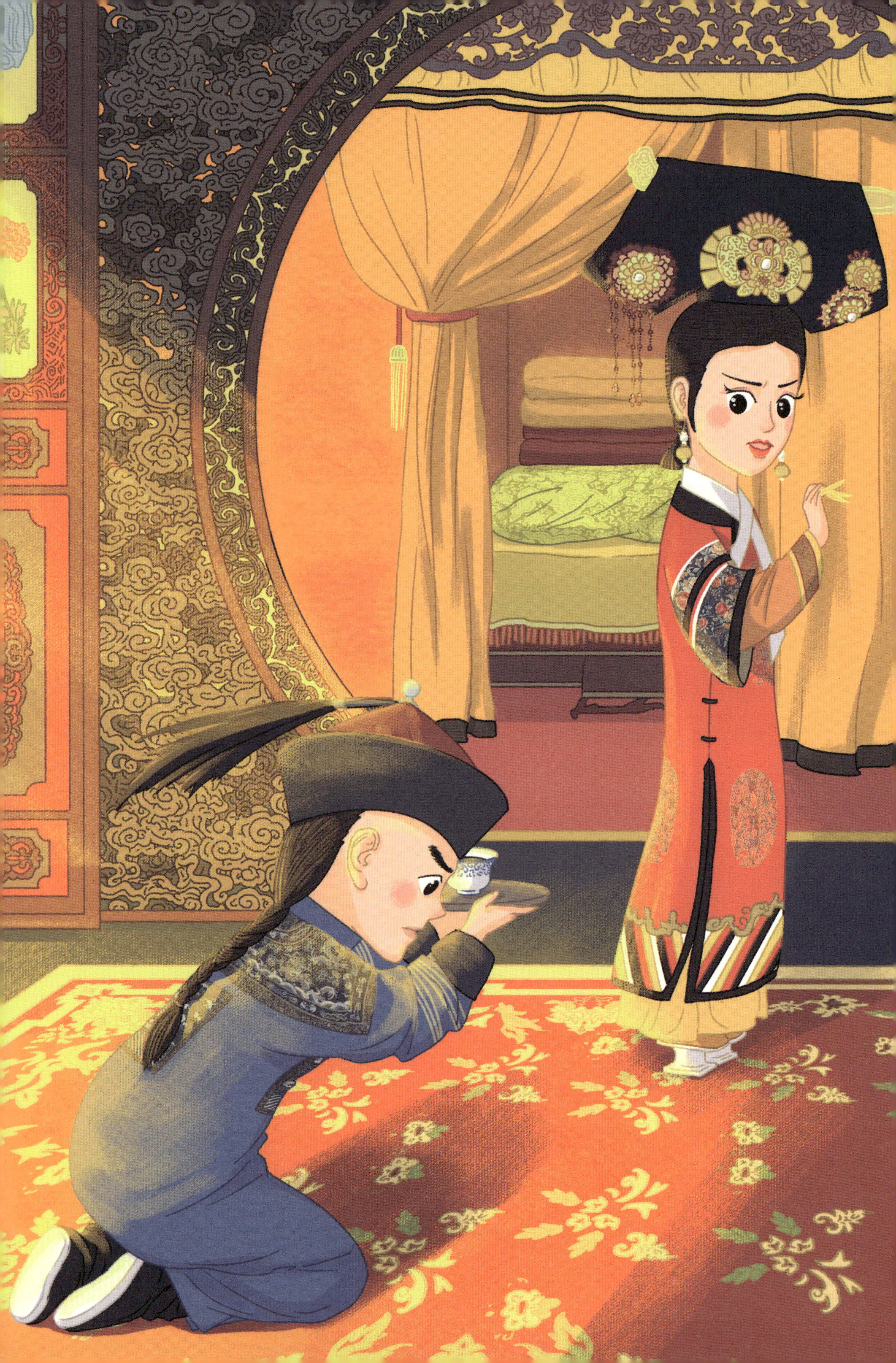

## 第一幕

## 无私无我，恪守己任

地点：康熙的宫殿

**旁白：**康熙皇帝疟疾加风寒，卧床不起，如今只剩叶天士的方子可以试一试。

（叶天士用犀牛角放在砚台里研磨，又加入清水不停搅拌，最后形成一碗黑乎乎的墨水，端到皇后面前请求皇上饮下。宫殿里，皇后穿着凤袍坐在宝座上，御医们位列两侧，仆人们分别站在皇后两侧。）

**叶天士：**（双手端着墨汁走到皇后面前）娘娘，请皇上立即服下这杯墨汁。

**御医甲**：叶天士，你太张狂了！竟让皇上服墨汁？（对叶天士的指责纷纷响起，让真龙天子喝下这乌漆麻黑的东西实为大不敬）

**叶天士**：（叶天士非常执着，下跪拱手低头）娘娘，皇上高烧数日，不马上退烧，就来不及了！

**御医乙**：（下跪拱手）娘娘，这万万不可呀！千万不要听叶天士胡言呀。

**皇后**：（指着叶天士手里的墨汁，看着众御医）不喝这墨汁，你们还有什么更好的办法吗？（瞬间鸦雀无声，御医们纷纷摇头）

**皇后**：（起身向前走，丫鬟搀着）叶先生，要是按着你的法子办了，皇上能退热，你立一功；要是不能退热，让皇上喝了这碗墨汁，无论是你还是我，都担着对皇上大不敬的罪名。

**叶天士**：（叶天士表示不懂这些礼法，他只知道皇上病情紧急，不能耽搁）娘娘，犀牛角退热有奇效，医家都清楚。如果加上上等的徽墨为辅，药力会大增，学生行医以来屡试不爽。墨汁亦是良药，怎么皇上服用就是大不敬呢，难道就是因为它黑吗？

**旁白**：此时宫女从房里跑出来，皇帝再一次晕倒，危急时刻，皇后安排太监将墨水送给皇帝服用。过了两个时辰，屋里没有动静，所有人都如坐针毡。直到下午两点整，皇帝下旨让叶天士觐见，所有人这才松了口气。皇帝唏嘘，这天底下，只有叶天士敢给他灌墨汁了。随后叶天士表示，皇帝只是退了高烧，病根未除，恶疟病根不除，就有潜在的危险，如果想祛除病根，就要让皇帝再发一次高烧。

**皇上：**（笑着躺下）一切都依你叶天士。

**旁白：**叶天士回家彻夜难眠，一心求解治病良方。果不其然，次日皇帝再次病重，高烧比上次还厉害，所有的太医对此都束手无措，而叶天士却没了踪影。皇后正要派人寻找叶天士时，他竟一身素衣，背着大竹筐回来了。皇后急求治病良方，叶天士展示了一下自己刚摘的新鲜青蒿。

**御医丙：**我已经给皇上服了青蒿鳖甲汤，没有用的。

**叶天士：**我要请皇上服用青蒿的鲜汁，你那个青蒿鳖甲汤里只有两钱青蒿，再煎上半个时辰，那药力已经去了十之八九，当然是没有用的。

**御医丙：**查遍所有医学典籍，也没有单拿青蒿汁下药的啊。

**叶天士：**（不以为然，书是死的，人要学会变通）我说大人呀，要是看看医书就能治病的话，那天下所有识字的人，都能当医生了。

**旁白：**经过上次事情，皇后对叶天士已是百般信任，让叶天士备药。叶天士碾碎青蒿，将一碗新鲜的青蒿汁承给皇后。皇上喝完许久，却不见半点反应。皇后气哄哄地责问，为何皇帝服药后高烧仍然不退，吓得叶天士赶紧跪地，让皇后再等等。

**皇后：**你不是说这药管用吗？

**叶天士：**（连连叩头）娘娘，再等等，再等等。

**皇后：**还要等多久？

**叶天士：**再等……再等半个时辰吧。

**旁白：**皇后答应再等半个时辰，若仍不见效，叶天士将万劫不复。以皇后的性格，叶天士自知命悬一线，整个人已接近崩溃边缘。

**叶天士：**（自言自语）会好的，会好的。

**太监：**（从屋里跑出来）娘娘，皇上醒了。

**御医们：**（互相惊叹、对视）啊，醒了？醒了！

**太监：**皇上有旨，传叶天士觐见。

**旁白：**伴君如伴虎，叶天士是拿自己的命去赌，医者仁心，这也是他一生行医的宗旨。叶天士精神压力过大，加上这两天日夜操劳，晕了过去。叶天士睡了两天两夜，制台大人带着太医赶忙来探望。

**御医甲：**先生治病，竭尽全力，不畏生死之险，我等因为功名利禄，瞻前顾后，与先生相比，惭愧啊。（叶天士的医德让太医也心悦诚服）

**皇上：**（一改窘态，大病初愈，精神气爽，叫来叶天士就是要打赏）你是个山野散淡之人，朕也不能赏你顶戴花翎，来。（太监双手端着珍珠和玉如意走来）

**叶天士：**（看着珍珠和玉如意，并没有接过宝贝，赶忙下跪）学生实在不敢贪天之功，皇上如此重赏学生，学生实在，实在是……（叩首）

（皇上横眉怒目，脸色铁青。）

**叶天士：**（依旧信守自己的行医准则）学生自行医以来，只收诊金，从不接受病人的任何馈赠。

**皇上：**怎么，连朕的赏赐都不接受吗？

（只见龙颜大怒，制台大人赶忙让叶天士磕头请罪。）

**叶天士：**（依旧执着）学生行医三十余载，深知医道通于天道，医者有割股之心，而不可有丝毫一己之念。这医术，乃济世之术，医者关乎千万人之性命，人命关天。学生深知医术万不可和钱财扯在一起，只有无私无我，医术方可圆融如意。

**皇上：**（虽然皇上不高兴，但他也知道叶天士一片忠心，敢拒绝皇帝赏赐，叶天士算是第一人）你叶天士不受朕的赏赐，你不受名利之累，你有割股之心，那么朕呢？朕受人之惠就不必报答吗？功不必赏，过不必罚吗？你把朕置于何地？

**旁白：**叶天士恪守己任，却忽略了皇帝的赏罚之道，这确实是叶天士的罪过，但皇帝也没有责罚他。

**皇上：**朕依然视你为大清国宝，既然你不爱功名利禄，那就回苏州继续当你的闲云野鹤吧。

**旁白：**叶天士衣锦还乡，当地官员盛情迎接，随后从媳妇口中得知怀了二胎，更是喜上加喜，高兴得合不拢嘴。但好景不长，康熙十六年（1677），江阴宜兴等地霍乱肆虐，且有蔓延之势，叶天士被派到该地控制疫情。

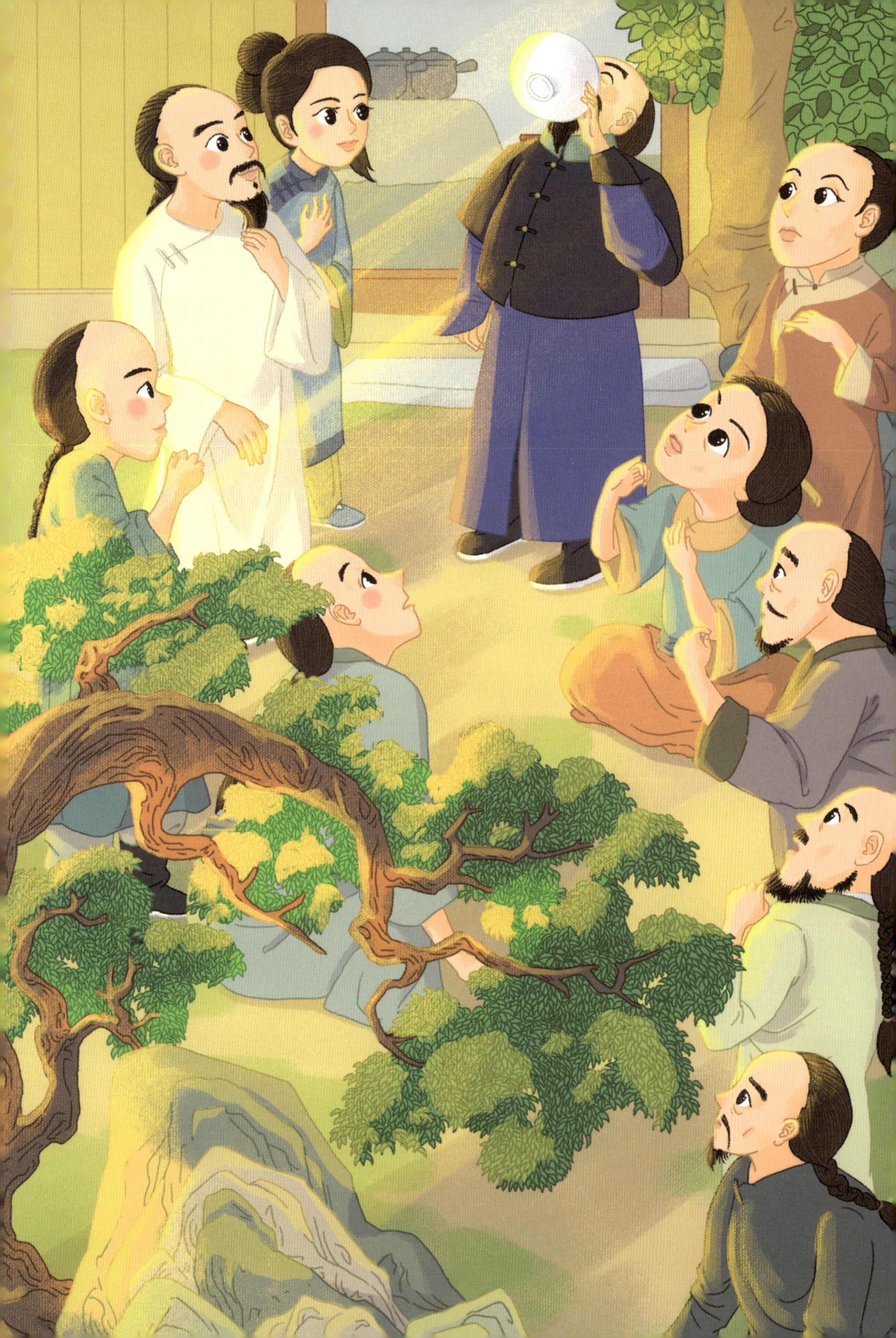

## 第二幕

# 瘟疫无情，医者大爱

地点：江阴宜兴

**旁白：**当地饿殍遍野，每天都要死五六个人，最多时一天死了十一个人。虽然尸体均被焚烧，但疫情仍有蔓延之势。叶天士看着床上的病患，听着耳边孩童的哭泣声，只能无奈地摇头。来到这里四五天了，对疫情的控制没有任何进展，民心紊乱，连叶天士自己也开始慢慢丧失信心。

**百姓甲：**您都来了四五天了，这五天，又死了十二个人，神医，神医也不过如此啊。

**叶天士：**（仰望苍天，作为大清国宝，对疫情却束手无策，心中五味杂陈，终因疲劳过度而晕倒。虽然每天也有治愈，但疫情仍在蔓延，且愈演愈烈，而且带来的药也快用完了）这都怪我，我来的时候，就应该到天宁寺去要一些陈芥菜卤。

**大徒弟：**师傅，何为陈芥菜卤？

**叶天士：**把芥菜长出三四寸的绿毛青霉，用罐子埋到地下，十年之后就能变成陈芥菜卤，而这陈芥菜卤，对疫情兴许能起到大作用。

**旁白：**如今没有陈芥菜卤，自己还肩负着拯救千万百姓的重任，正在叶天士感到无力回天之时，女徒弟的话让叶天士重燃希望。

**女徒弟：**我们老家那儿有种病叫绞肠痧，发作起来和这个病很相似，乡下人没钱买药，就用开水冲地里挖出来的黄土喝，有时候，还带着土里挖出来的蚯蚓。

**叶天士：**（叶天士如梦初醒，终于想出了治病良方，手拍脑门）张仲景的《金匮要略》上就有黄土散的方子；《证治准绳》上也用了黄土散的方子；《本草纲目》就是用蚯蚓入药，也就是地龙嘛。（徒弟正纳闷儿这黄土如何能制药，叶天士表示）黄土实为灶中久烤之土，也称伏龙胆，研磨以后做汤，火生土温补脾胃，脾胃健则吐利去矣。

（众人商议明日一起烧黄土。）

**叶天士：**（对徒弟们）你们三个人记好了，无论多忙多累，也要记好病案，特别是没有治好的，更要详细记录下来，要让后人知道，我们是怎么失败的。

**旁白：**次日，叶天士带着徒弟们挖黄土烧，而叶天士的夫人也来探望他，还带了两车药材。

**叶夫人：**这两车药材，这车是四逆汤的配料，那车是南京天宁寺的和尚送来的陈芥菜卤。

**叶天士：**（激动）陈芥菜卤？！（迫不及待地去看车里的药材）

**叶夫人：**对！

（叶天士看到车里心心念念的陈芥菜卤，喜出望外，握住妻子的手激动万分。）

**旁白：**药材已全，但让乡亲喝药却成了大问题。他给乡亲们每人分了一包陈芥菜卤和一碗黄土汤。

**百姓们：**（一手拿着陈芥菜卤，一手端着黄土汤，一脸嫌弃地看着手里的药）这都是什么啊？这能喝吗？这味也太大了，这不会把人喝坏了吧？（又是过期的芥菜，又是烧热的黄

土汤，百姓们认为叶天士是在坑大家）

**百姓乙：**叶天士，你是不是没有办法了，你给我们喝的这是什么东西呀？能喝吗？

**百姓们：**就是，这能喝吗？

**百姓丙：**叶神医，现在瘟疫闹得这么厉害，还让我们喝这种发了霉的菜汤，还有这烂泥巴，你会不会看病啊？

（所有人都开始质疑叶天士的医术与医德，就在台下沸沸扬扬的时候，叶天士的夫人上台二话没说，将那发霉的芥菜和黄土汤一饮而下。夫妻二人四目相对，写满了夫妻间的信任。台下乡民看着这一幕，也开始犹豫起来。）

**叶夫人：**（看着众百姓）我夫君行医天下，最常说的就是一个道字，道理的道，道德的道，请大家相信医者之道。

**将军：**（就在这时，将军走到台上，摘下蒙在脸上的防护布）如今瘟疫肆虐，我们不相信医生，还能信谁？（随口喝下那两样秘药）

**旁白：**原来这位将军就是叶天士曾经救下的土匪头子崔七。百姓见状，也跟着把药喝下。

**将军：**崔七和先生，如今可是同道中人了吧。

**叶天士：**我一生恪守医道，不过一名良医，你如今舍生为民，已通天道，叶天士唯有敬仰。

**旁白：**多年后，叶天士的徒弟们把他一生行医的经验写成《温热论》《临证指南医案》等书，并由此创立中国医学的温病学派。

**重要人物介绍**

叶天士（1667—1746），名桂，字天士，号香岩，别号南阳先生，江苏吴县（今苏州）人，祖籍安徽歙县，是清代医学史上里程碑式的人物。他出身于医学世家，祖父叶紫帆精通儿科与伤寒研究，父亲叶阳生则以高超的外科手术闻名，曾成功治疗肛门闭锁症。叶天士自幼随父学医，十二岁便研读《内经》《难经》等经典，展现出过人天赋。然而，十四岁时父亲骤然离世，家道中落，他不得不独立行医谋生。这一变故成为他人生的第一个重大转折，迫使他迅速成长，并在贫困中磨砺出坚韧的品格。

为精进医术，叶天士以“学无止境”为信条，从十二岁至十八岁遍访名医，先后拜师十七人，包括周扬俊、王子接等大家，甚至隐姓埋名向民间医者求学。他不仅吸收各家之长，还善于融会贯通，将儿科学拓展至内科、妇科、温病等领域。不到三十岁，其医术已名震江南，被百姓称为“天医星下凡”。他的求学经历体现了对知识的极度渴求，也为其后来创立温病学派奠定了深厚基础。

叶天士的医学成就堪称划时代。他最大的贡献在于突破传统伤寒理论，创立“温病学派”。清代南方湿热疫情频发，而传统以伤寒法治疗温病常适得其反。叶天士通过临床观察提出“温邪上受，首先犯肺”的病因理论，明确区分伤寒与温病，并系统总结出“卫气营血”辨证体系，将温病发展分为卫分、气分、营分、血分四个阶段，指导治疗时需“清热为主，扶正祛邪”。这一理论被弟子吴鞠通整理为《温病条辨》，成为后世温病治疗的圭臬。此外，他在杂病治疗上亦有开创性见解，如补充李东垣《脾胃论》，强调“胃喜柔润”，主张养胃阴以调脾胃，对后世消化系统疾病治疗影响深远。

临床实践中，叶天士以“奇效”著称，医案充满传奇色彩。他擅长灵活运用古方，甚至以非常规方法破解疑难杂症。例如，某富商之子因长期熏香过度导致麝香闭气昏迷，叶天士命人置马桶于房中，以臭气驱散香气，患者随即苏醒；又有产妇难产，他根据立秋时节在药方中加入梧桐叶为引，顺利催生。这些案例虽看似离奇，却体现了他“因时制宜，不拘古法”的诊疗智慧。值得一提的是，他并非一味求奇，而是强调严谨，曾告诫弟子："无十足把握，不可妄用药。"

叶天士的医德与其医术同样令人敬仰。他行医不分贫富，常为穷人免费诊治，甚至自掏腰包购药赠予患者。一次路遇贫病交加的老妇，他亲自煎药、按摩，并留银钱接济，其仁心可见一斑。他晚年隐居广东罗浮山，仍坚持采药炼丹、救治乡民，将毕生心得整理成《温热论》《临证指南医案》等著作。其中，《临证指南医案》由弟子辑录，涵盖内、妇、儿科等丰富案例，至今仍是中医临床重要参考。

叶天士曾短暂从军，目睹战争导致的民生疾苦后，毅然弃武从医，立誓"以术济世"。这一选择不仅体现其人道主义精神，也促使他将医学研究与社会需求紧密结合。在瘟疫肆虐的年代，他深入疫区，总结出"分消湿热""淡渗利湿"等治法，大幅降低死亡率。他还注重疾病预防，提倡改善居住环境与饮食卫生，这些理念在当时极具前瞻性。

1746年，七十九岁高龄的叶天士辞世。临终前，他告诫子孙："医可为而不可为，必天资敏悟，读万卷书，方可借术济世。不然，鲜有不杀人者。"此言既是对后辈的警醒，亦是对医学神圣性的深刻诠释。他的一生始终践行"济世救人"的理想，其学术思想通过弟子薛雪、吴瑭等人传承，形成"叶派"，影响直至现代。

纵观叶天士的一生，他不仅是温病学的奠基人，更以其创新精神、仁心仁术和跨学科视野（兼通诗文、书画与收藏），成为中医史上的一座丰碑。他的故事启示人们：医学的进步既需对经典的敬畏，亦需敢于突破的勇气；而医者的最高境界，莫过于以智慧守护生命，以慈悲温暖人间。